健康ライブラリー　イラスト版

社交不安症がよくわかる本

医療法人和楽会理事長　貝谷久宣　監修

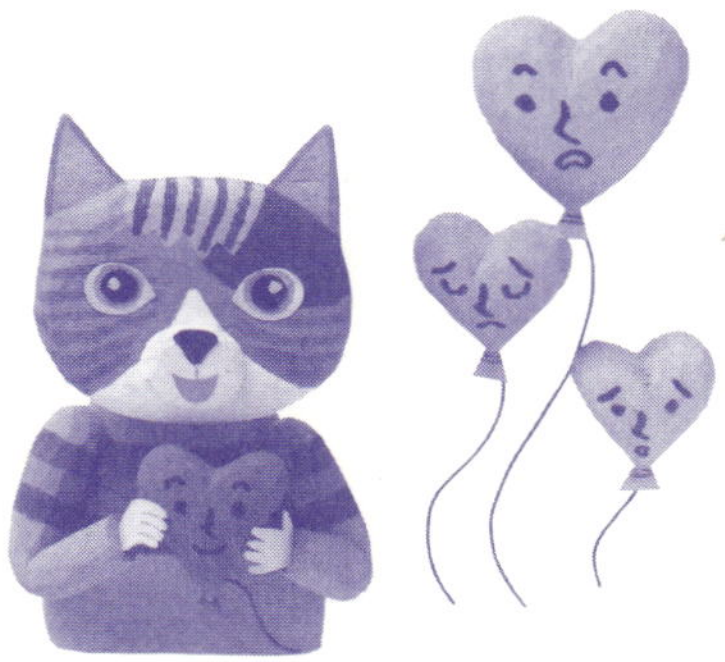

講談社

まえがき

社交不安症は、かつては社会不安障害と呼ばれていました。近年、呼び方が変わったのですが、症状や困難さが変わるわけではありません。

人前に出るのが怖く、社交的な場で他人と交流するときにたいへん緊張します。他人がいる場にいるだけで苦痛に感じるほどになり、外に出ることができず、社会生活にも日常生活にも支障をきたしてきます。

特に社交不安症は思春期から若い世代に発症することが多いのですが、相談もできないまま悩みを抱え込み、徐々に孤立していくことも少なくありません。社会人になると、会議で発言できないなど、本人の能力が正しく評価されないことにもつながります。

ところが「あがり症は性格の問題」「誰にでも緊張することはある」などと、患者さんの苦痛が理解されない傾向があります。「気のもちよう」「しっかりしろ」と無理な激励をされたりもします。患者さんも、治療できる病気だと認識しておらず、あきらめている人も多いようです。

しかし、社交不安症はほうっておいて自然に治る病気ではありません。一方、治療をすれば治る病気なのです。最初に、これは「病気だ」と受け止めることが必要です。

現在では、社交不安症は性格などではなく、脳の働きのアンバランスに原因があると解明されつつあります。治療法についても、薬物療法、認知行動療法のほか、「マインドフルネス」という方法が有効であることもわかってきました。治療すれば、人生は大きく変わります。しかも良い方向に変わることでしょう。そのために本書が役立つことを祈っています。

医療法人和楽会理事長
貝谷 久宣

社交不安症がよくわかる本

もくじ

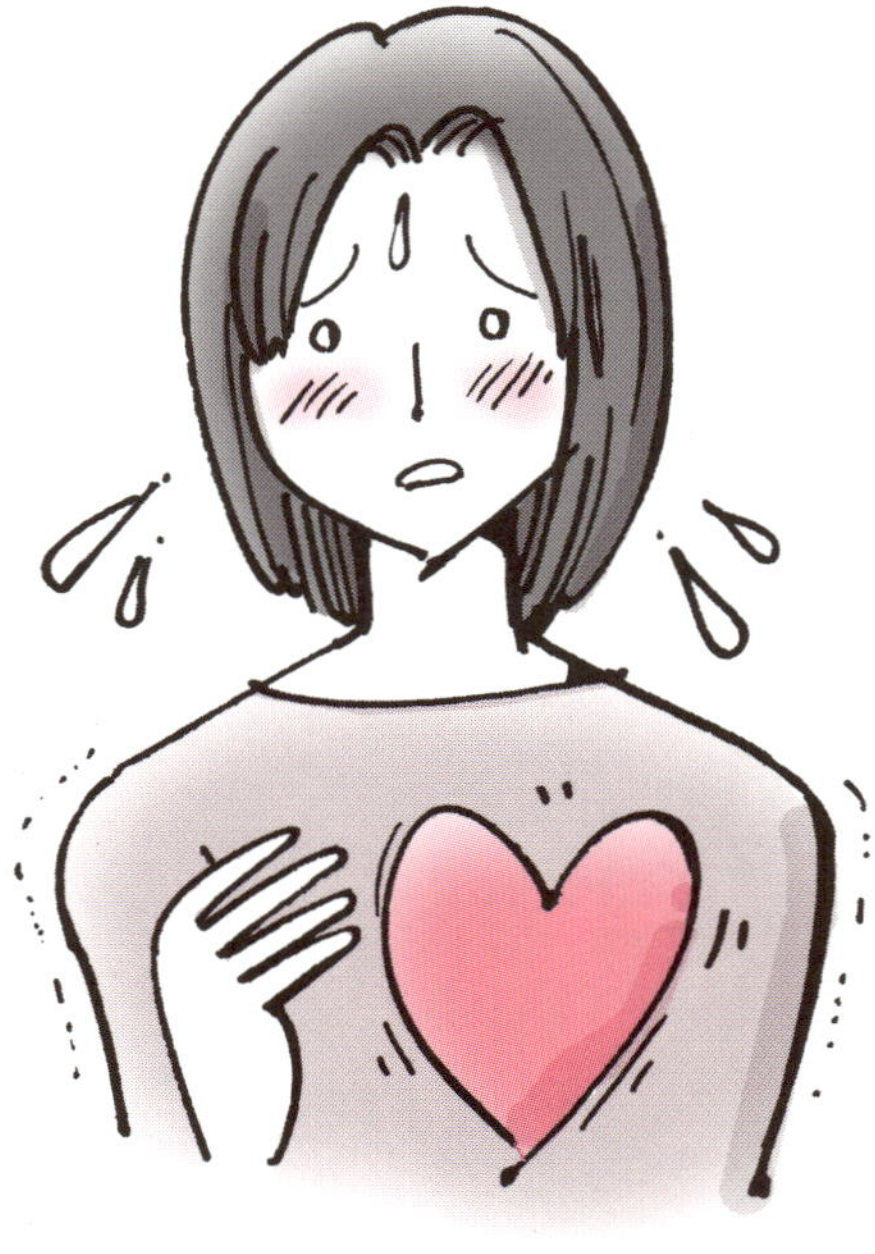

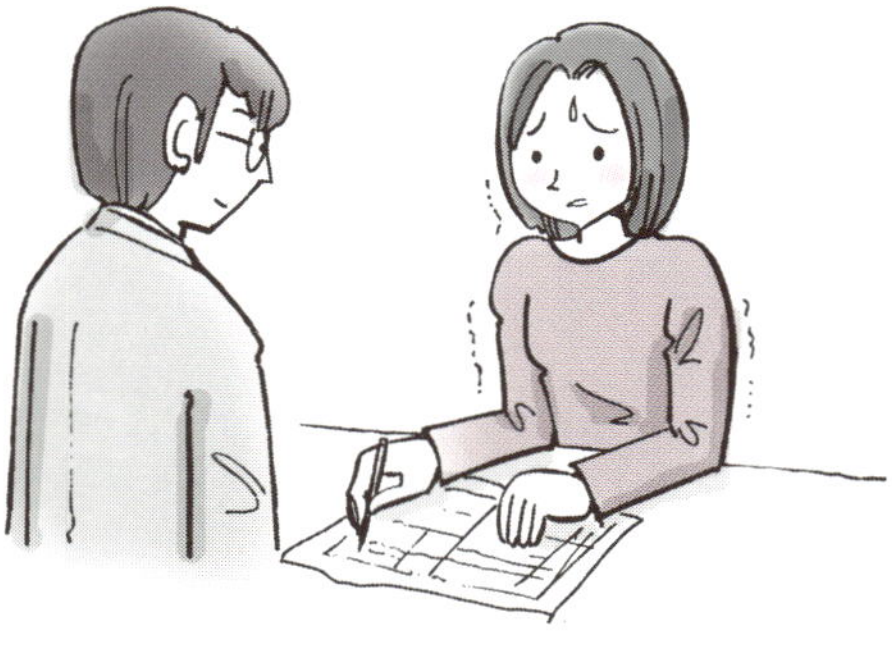

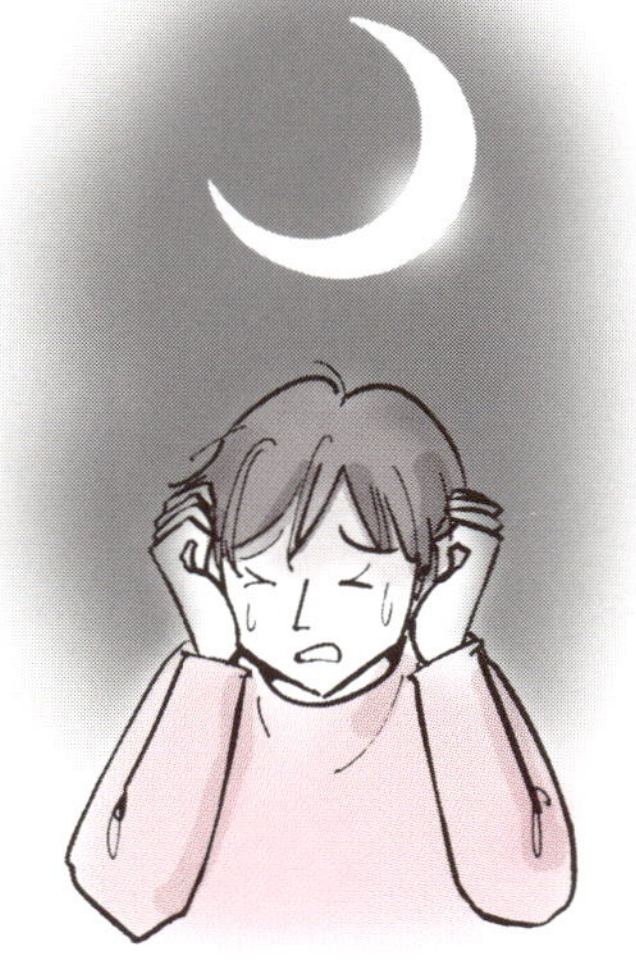

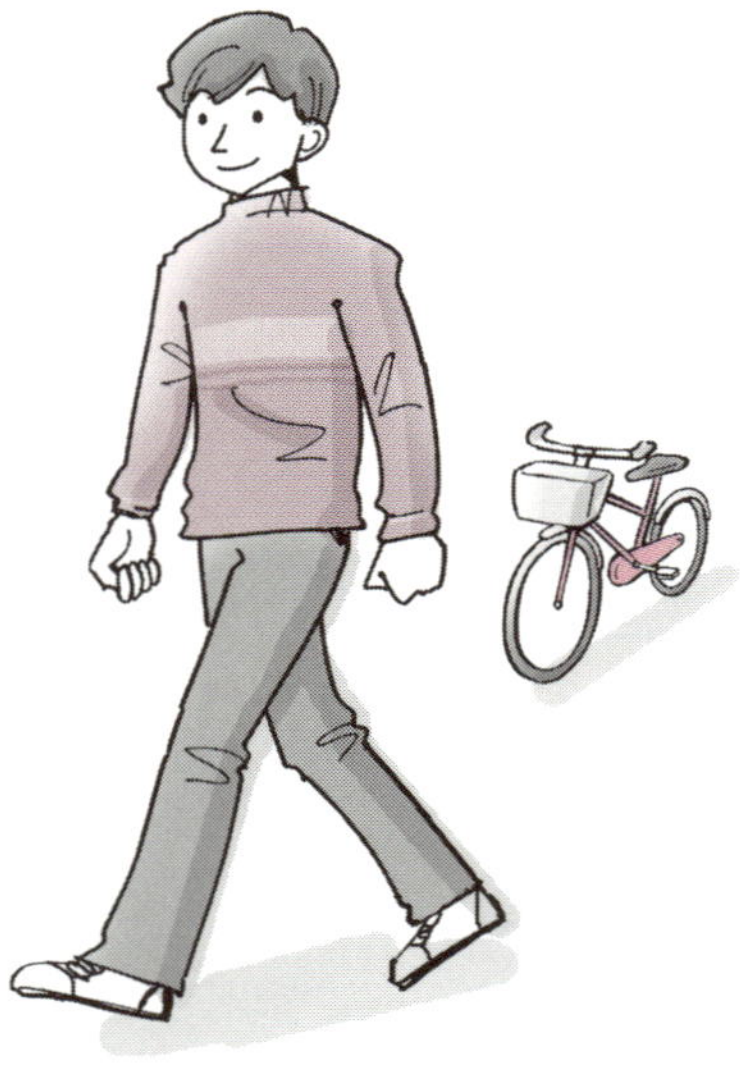

4 考え方や生活のしかたを少しずつ変えていく……69

5 マインドフルネスで心を開放する……85

チェックテスト こんなことで困っていませんか？

人前に立つと、ドキドキブルブル……。
頭が真っ白になって何を話せばいいかわからなくなる……。
しっかりしなくてはと思うほど緊張する……。性格だと思ってあきらめていませんか？
じつは社交不安症かもしれません。

人がいるところで、何かをするのがつらい！

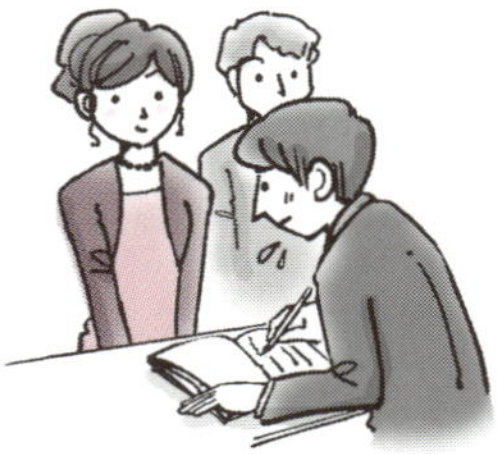

人前だと手がふるえて……結婚式の受付で自分の名前もまともに書けないなんて、恥ずかしい

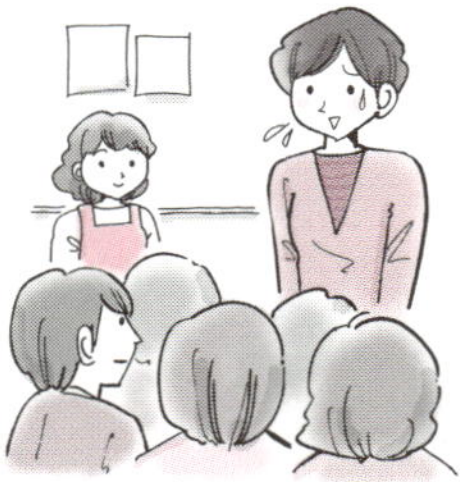

人前に立つのが苦手なのに、PTA役員になった！ みんなが見ていてどうしていいのかわからない！

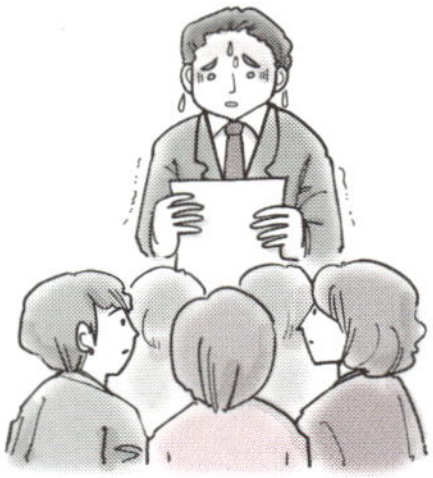

プレゼンの前日はいつも徹夜で準備。でも、どんなにがんばって準備しても不安でたまらない

人と接すると緊張して、恐怖すら感じる

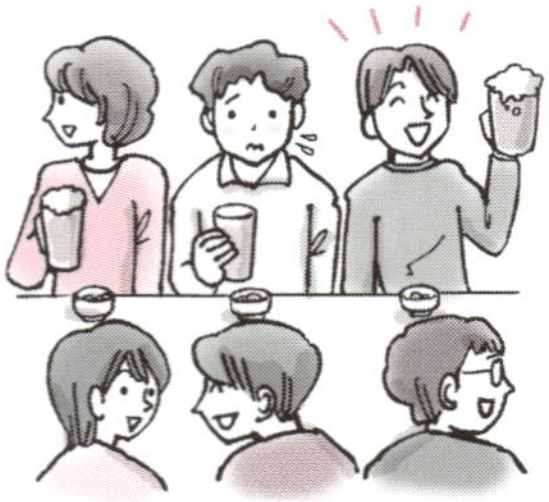

職場の飲み会。何を話していいかわからないけれど、話に加われないのも寂しい。行きたくない

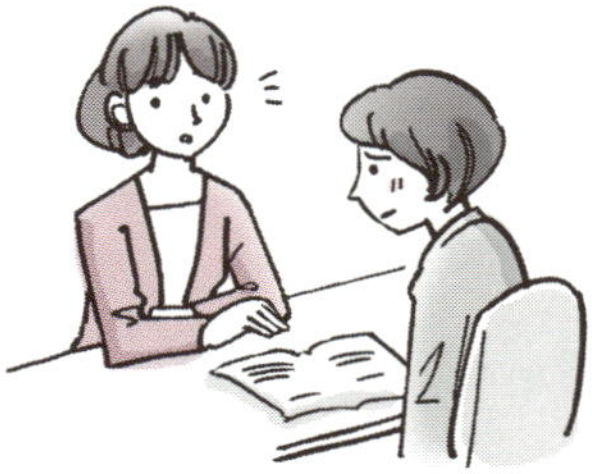

大事な商談なのに、目を見て話せない。おどおどしていると思われるだろう。いたたまれない

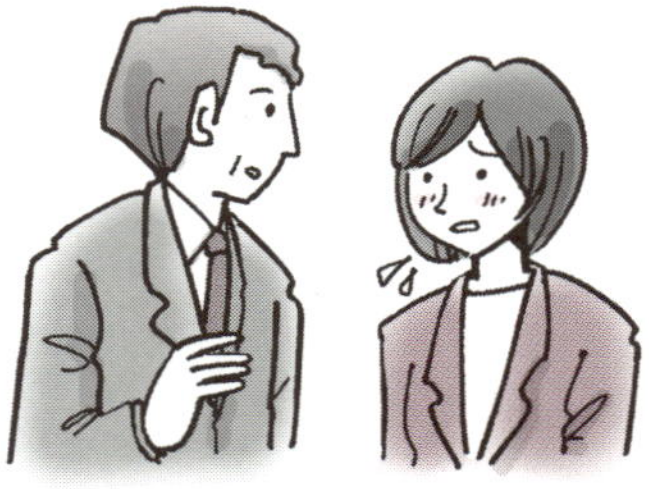

仕事のことならなんとかなるけれど、上司とのちょっとした立ち話だと失言しそうで怖い

困り具合を確かめてみよう

この１週間のあなたの状態をふり返って、各項目をおこなうとしたら、もっとも当てはまるものを0～3から選んで点数を記入します。

０点…まったく感じない
１点…少しは感じる
２点…はっきりと感じる
３点…非常に強く感じる

０点…まったく回避しない
１点…３回に１回くらい回避する（確率 1/3 程度）
２点…２回に１回くらい回避する（確率 1/2 程度）
３点…回避する（確率 2/3 以上、または 100%）

	項目（飛ばしたりせず、すべて点数をつけてください）	恐怖感・不安感	回避（その状況を避けようとする）
1	人前で電話をかける		
2	少人数のグループ活動に参加する		
3	公共の場所で食事をする		
4	人と一緒に公共の場所でお酒（飲み物）を飲む		
5	権威ある人と話をする		
6	観衆の前で何か行為をしたり話をする		
7	パーティーに行く		
8	人に姿を見られながら仕事（勉強）する		
9	人に見られながら字を書く		
10	あまりよく知らない人に電話をする		
11	あまりよく知らない人達と話し合う		
12	まったく初対面の人と会う		
13	公衆トイレで用を足す		
14	他の人達が着席して待っている部屋に入って行く		
15	人々の注目を浴びる		
16	会議で意見をいう		
17	試験を受ける		
18	あまりよく知らない人に不賛成であるという		
19	あまりよく知らない人と目をあわせる		
20	仲間の前で報告をする		
21	誰かを誘おうとする		
22	店に品物を返品する		
23	パーティーを主催する		
24	強引なセールスマンの誘いに抵抗する		

合計　　　　点

「LSAS-J」（リーボヴィッツ社交不安尺度日本語版）作成　朝倉聡
「LSAS 日本語版の信頼性および妥当性の検討」（『精神医学』第 44 巻 10 号／医学書院）
本検査は株式会社三京房から正式に公刊されております。

判定

下記の点数はおおよその目安です。7ページの合計点から、あなたに当てはまりそうなところを見てください。30点未満なら、社交不安症とは診断されないでしょう。

30点くらい	50～70点	80～90点	95点以上
境界域	**中等度**	**さらに症状が顕著**	**重度**
やや不安が強く、社交不安症と診断されるかどうかのさかいめ	苦痛を感じているが、人づきあいや仕事などの日常生活では、まだそれほど支障をきたしていない状態	苦痛を感じるだけではなく、実際に人づきあいや仕事などに障害が出ている	働くことができない、通勤もできないなど、社会生活を送ることが困難になり、活動能力がきわめて低下した状態に陥っている
不安は感じているものの、自分なりの対策でのり切ることができているようです。しかし、不安は自然に消えることはなく、大きくなる一方です。第4章、第5章を参考に、不安をやわらげましょう。		不安や緊張が非常に強く、日常生活に支障が出ています。性格だからとあきらめないで。社交不安症は治せます。第3章を参考に、治療を受けて、苦痛を解消しましょう。	

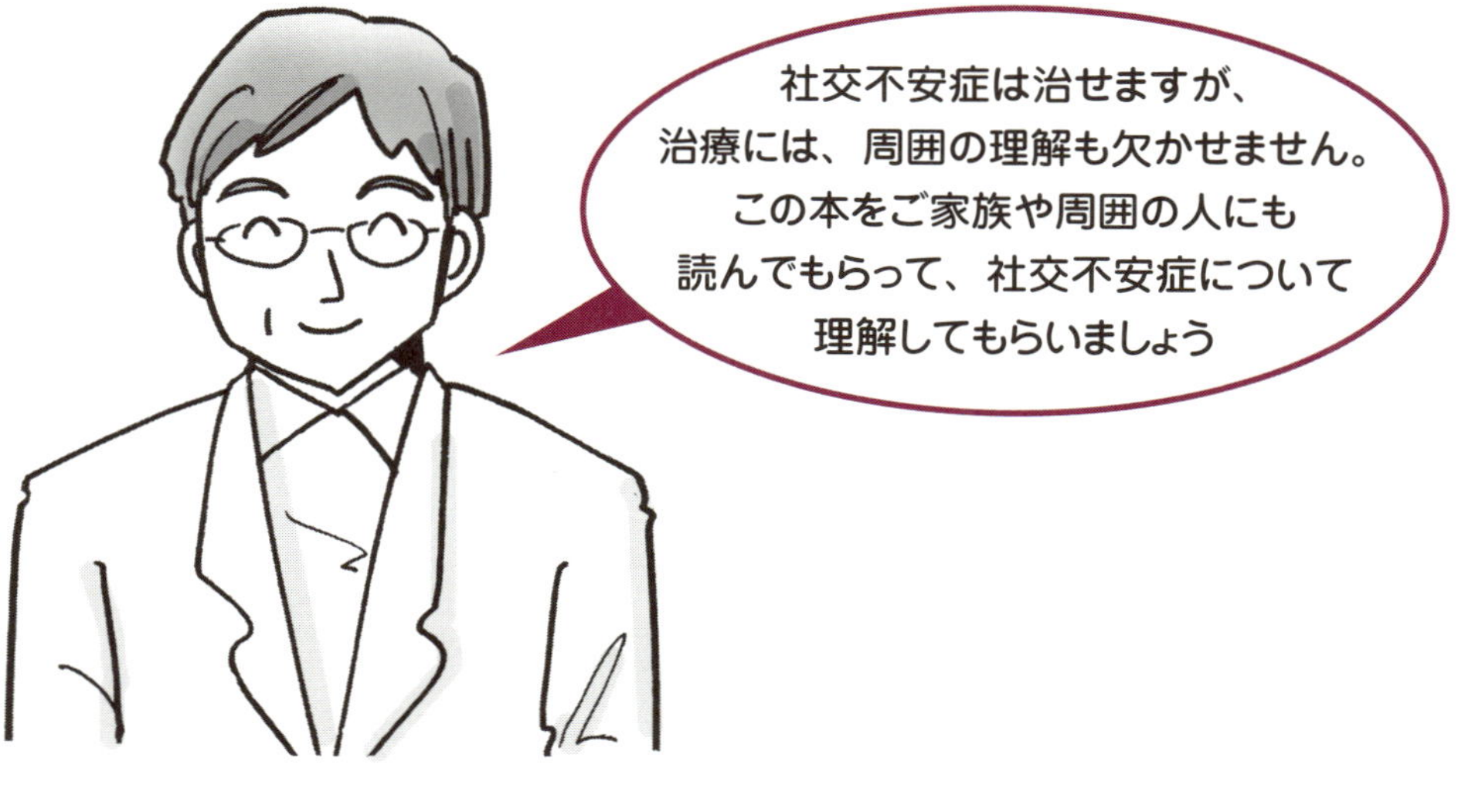
社交不安症は治せますが、
治療には、周囲の理解も欠かせません。
この本をご家族や周囲の人にも
読んでもらって、社交不安症について
理解してもらいましょう

1

不安や恐怖がさまざまな症状として現れる

誰でも緊張したりあがったりすることはありますが、
どの程度からが「社交不安症」なのでしょう。
まず、その状態は一時的なもので、
場面が変わったり、時間がたったりしたら治まりますか?

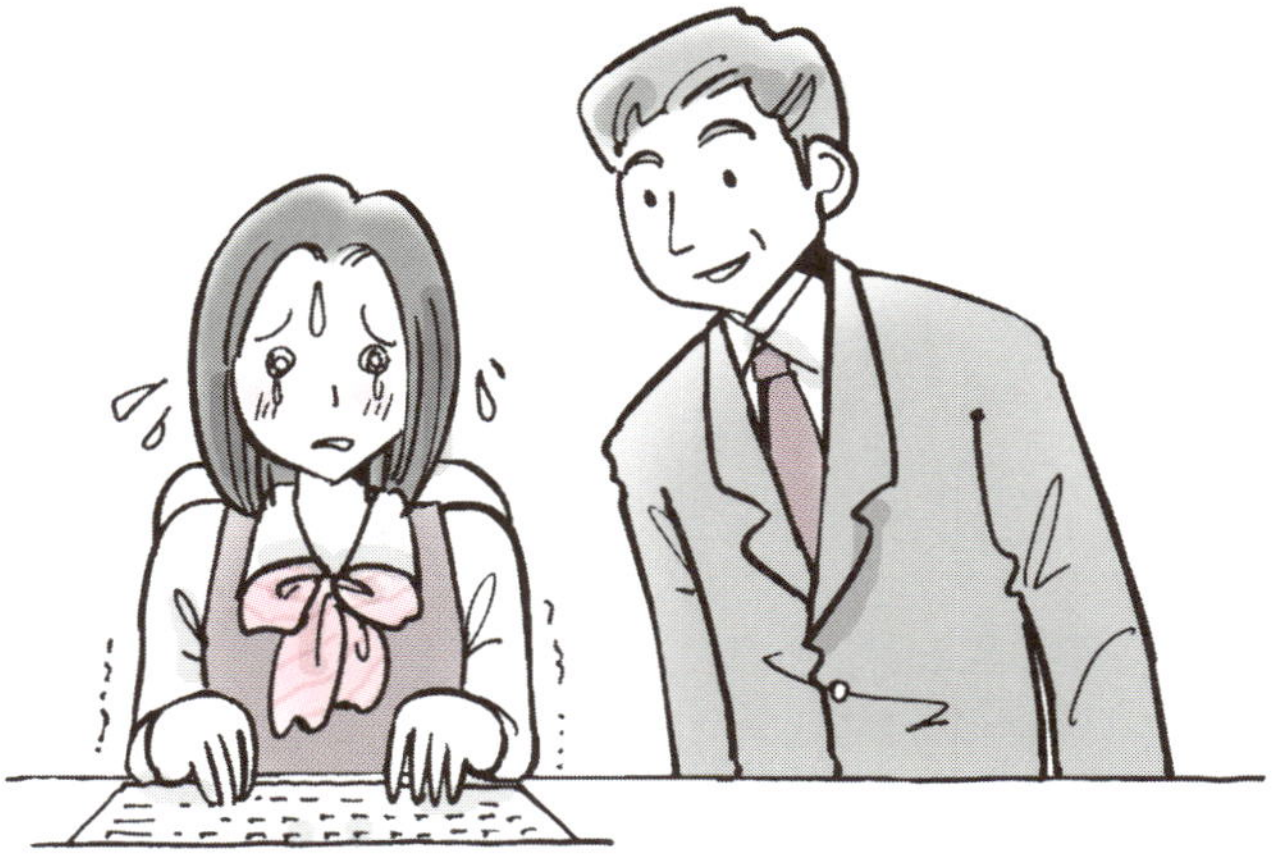

心配しすぎる

他人からの評価が心配でたまらない

人の前に立つと、心臓が口から飛び出しそうなほどにドキドキしたり、頭の中が真っ白になったり……「あがる」という状態を超えて、極端に緊張しすぎるのは、「社交不安症」のためかもしれません。

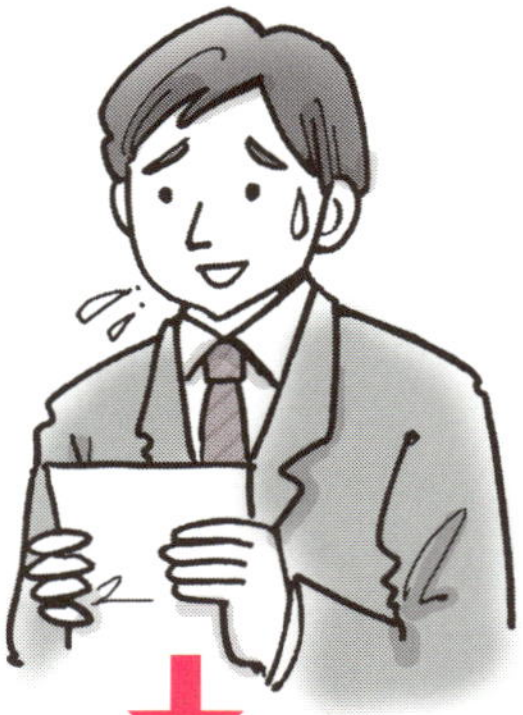

社交不安症がなくても

人前に立つと、体と心に変化が起こる

人前で話すときや、失敗したくない場面では、どんな人でも多少は緊張を感じます。ドキドキしたり、声がふるえたりと、体にも緊張のサインが現れます。

終われば戻る

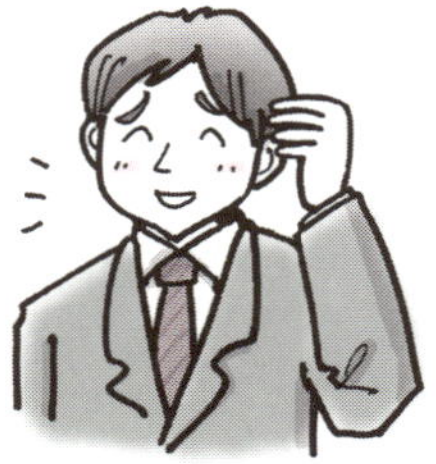

緊張を強いられる場面が終わればリラックス。ミスをしても、時間とともに気持ちを切り替えられる

緊張が強く、しかも長引く

会社での企画プレゼンテーションや、保護者会など、人前で話す機会は意外と多いものです。社交不安症の人は、こうした場面で、非常に緊張して強いストレスを感じます。

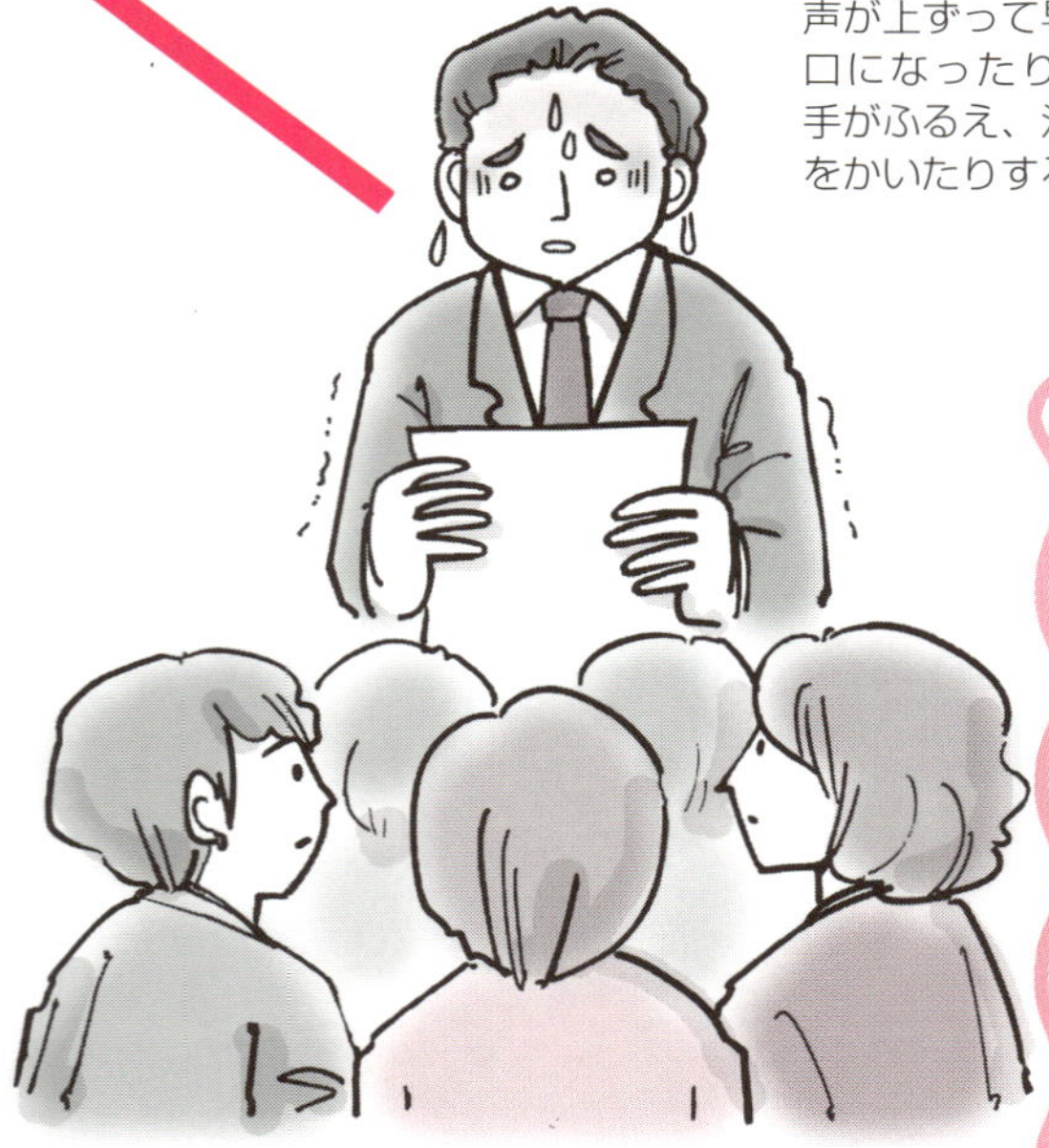

声が上ずって早口になったり、手がふるえ、汗をかいたりする

うまくできるか気にしすぎる

社交不安症とは、その名のとおり、ほかの人と社会的な場所で交わる場面で非常に強い不安を感じる病気です。失敗を極端におそれ、ほかの人から自分がどう思われているかを気にしすぎて、不安にさいなまれています。よくできたことには目がいかないのです。

社交不安症があると

「自分がどう見られているか」にとらわれる

人の前に立って注目されることがいたたまれず、自分の状態にとらわれてしまいます。

「自分がどう見えていたか」にとらわれる

緊張の場が終わっても、周りの人はきっと自分を不審に思っていただろうと悩みつづけます。

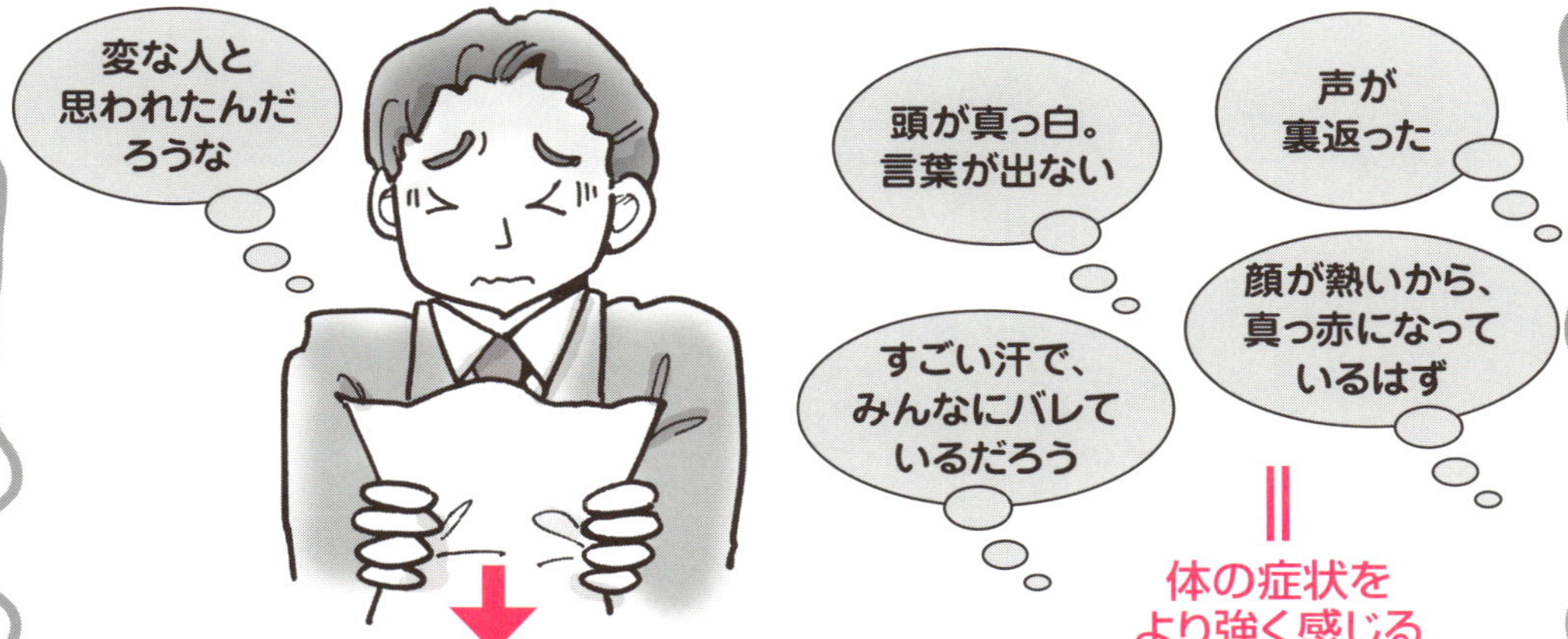
変な人と思われたんだろうな
声が裏返った
頭が真っ白。言葉が出ない
顔が熱いから、真っ赤になっているはず
すごい汗で、みんなにバレているだろう

体の症状をより強く感じる

体の症状を強く意識します。そのため、より心の緊張を強くするという悪循環に陥ります。

強い苦痛が続く

できなかったことを悔やみ、いつも心に不安を抱えた状態になります。

苦痛が強く、日常に不便を生じさせる

誰でも人前で話すときには緊張するものです。しかし、社交不安症では、頭が真っ白になって何も考えられなくなる、手足がふるえて汗がダラダラ出る……など、度を越した状態に陥ります。そのため、本人の苦痛や不便はきわめて強いものです。

ところが、周囲には「内気だから」「気にしすぎ」と誤解されて、ますますつらい思いをします。

かつては「対人恐怖症」と呼ばれた

人と会うのが非常に苦手という症状は「対人恐怖症」とも呼ばれ、日本人特有の症状と考えられていました。ところが、欧米でも同様の症状に悩む人が多くいるとわかり、Social Anxiety Disorder（SAD・社交不安症）という病気の概念ができました。

対人恐怖症は社交不安症とは厳密には異なりますが、今では社交不安症に含むのが一般的です。

考えすぎる

悪い結果ばかりを考え、行動を制限する

緊張した場面に強い苦手意識をもち、できるだけ避けようとします。心配すればするほど思考が悪い方向へ向かい、失敗することしか予測できないのです。

心に浮かぶのは「次回」の悪い結果

普通の結果でも失敗ととらえ、次回もダメだろうと思い込みます。強い不安から、徐々に内にこもるようになっていきます。

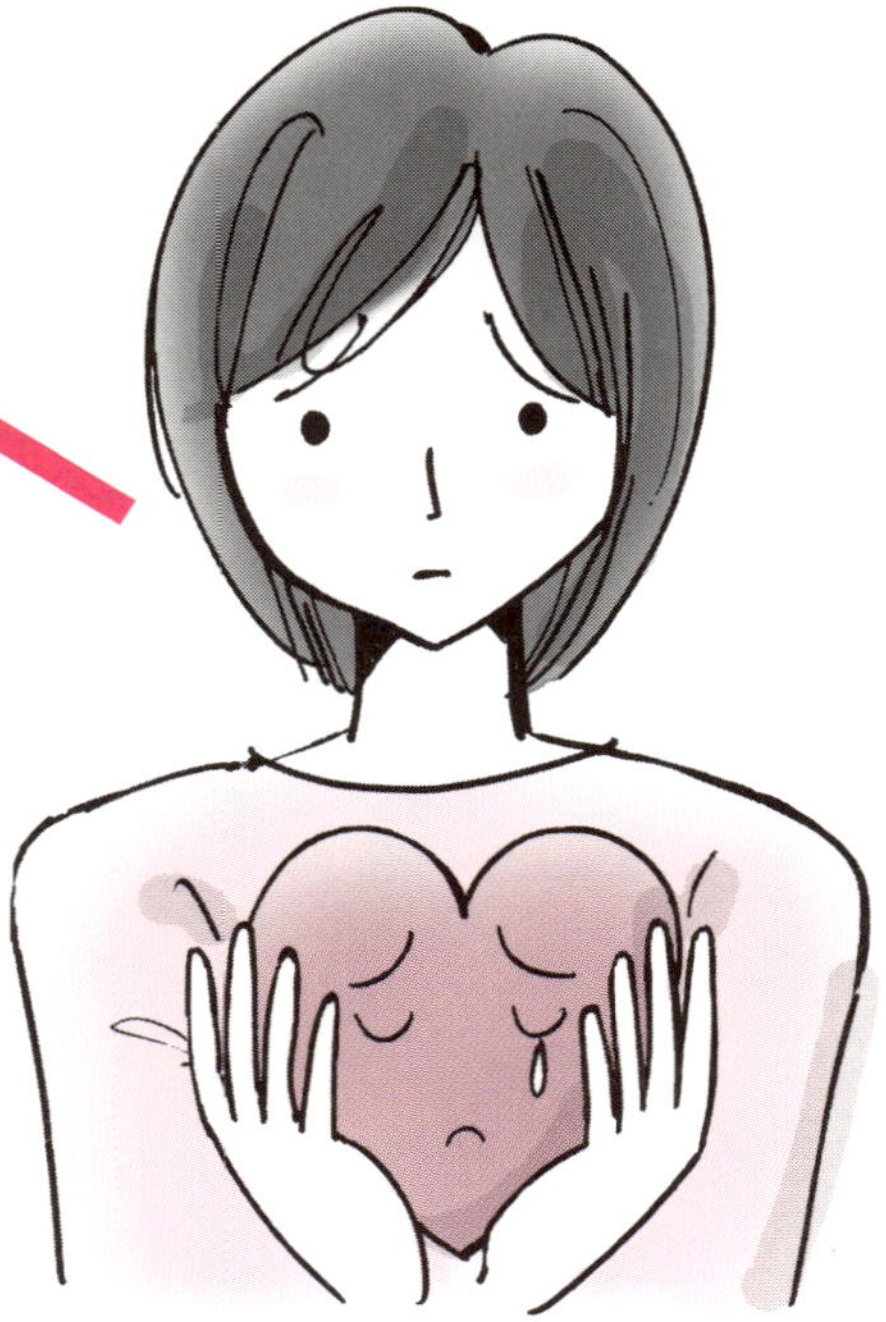

相手には批判や否定の気持ちがないのに、そのようにとらえてしまい、傷つくことも

要因1 拒絶されることをおそれる

人から批判されたり、否定されると、極端に落ち込みます。拒絶されることをおそれるあまり、相手のちょっとしたしぐさや言葉を、否定的に解釈してしまいます。

要因2 過去の記憶を引きずっている

人前で恥ずかしい思いをした経験が記憶に深く刻まれてしまい、また同じ思いをすることをおそれています。

不安な心から浮かぶのは後ろ向きの予測だけ

心の中に不安を抱えた状態で、良いことを予測することはできません。対人関係に不安があれば、心の中に浮かぶのはいつも悪い予測ばかりになるでしょう。

特に、社交不安症がある人は、人からダメ出しされるのを極端におそれたり、ちょっとしたことで「拒絶された」と思い込んだりする、「拒絶過敏性」があります。

そのため、他人のなにげないしぐさを後ろ向きに解釈することが多く、さらに不安を強めるという悪循環に陥ります。また、しだいに人との接触をおそれて行動を制限するようになるのも、社交不安症の大きな弊害のひとつです。

悪い結果しか予測できない

失敗したくないと強く思うほど、失敗するのではないかと不安になります。

嫌われる

悪口を言われたらどうしよう

相手にされなくなる

挙動不審な人だと思われる

ますます不安が強くなる

うまくいかないことばかり考えているため、気持ちを前向きに切り替えられません。考えれば考えるほど、不安な気持ちが募っていきます。

対策を立て、苦手な場面を避けるようになる

失敗しないために自分なりの対策を立てるようになります（14ページ参照）。また、苦手と感じる場面や状況を避けようとします。これを「回避行動」といいます。

人と接する機会が少なくなる

回避行動が増えると、人と接する機会も少なくなります。対人関係から生まれる不安は減りますが、日常生活の制約が大きくなるため、根本的な解決にはなりません。また、回避は引きこもりにつながり、受診や治療の機会を妨げます。

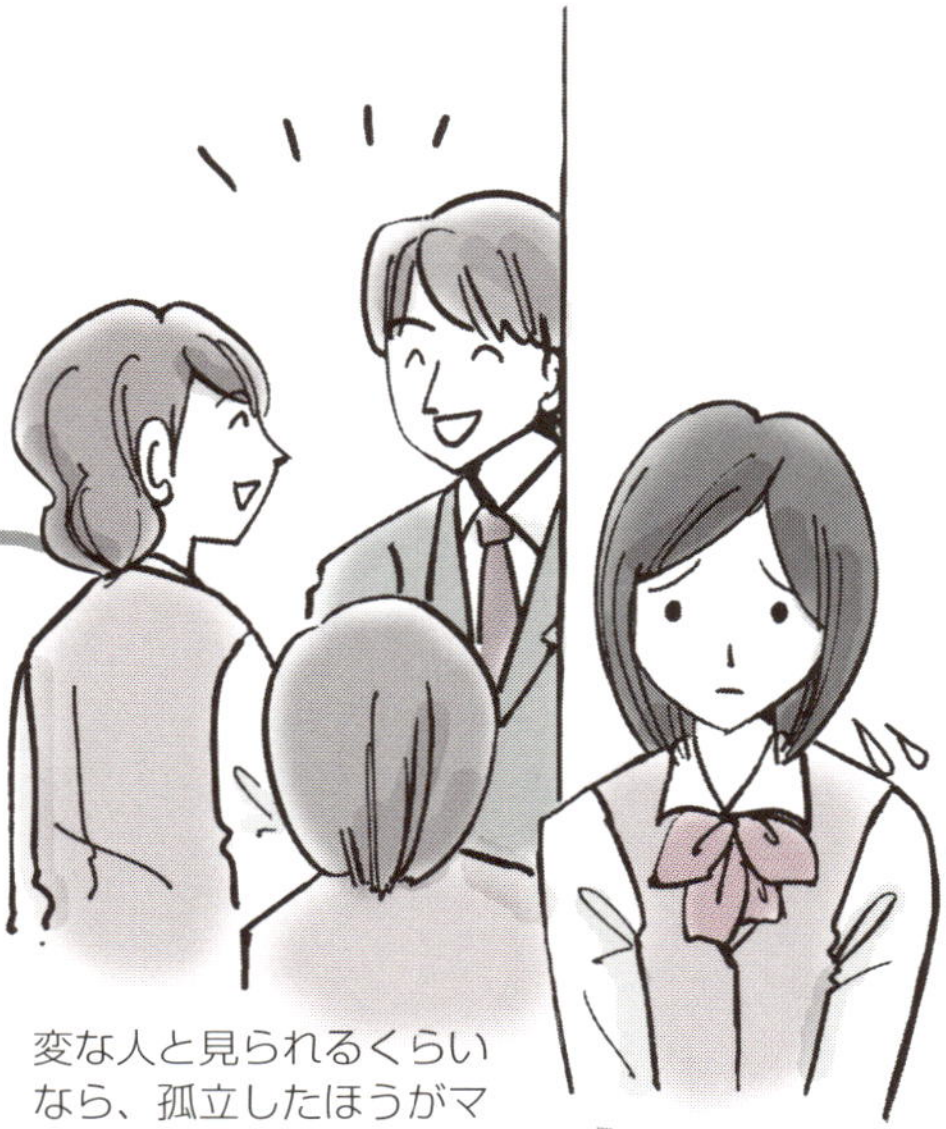

変な人と見られるくらいなら、孤立したほうがマシと考える人も

備えすぎる

対策が増えすぎて、日常生活がままならない

備えあれば憂いなし。心配なことがあれば、しっかり準備するのは当然のことですが、社交不安症の場合、「備えすぎて憂いがつきない」状態に陥ってしまいます。

細かな対策がどんどん増える

対策を立てるのは、不安感が大きいから。しかし、対策を立てれば立てるほど、「対策を立てないと不安」という状態に陥り、対策は増える一方になります。

失敗しないように

対策を立てる

心配の根本にあるのは、「失敗するに決まってる」という思い込み。失敗が前提なので、どんなに対策を立てても、十分だと思えません。

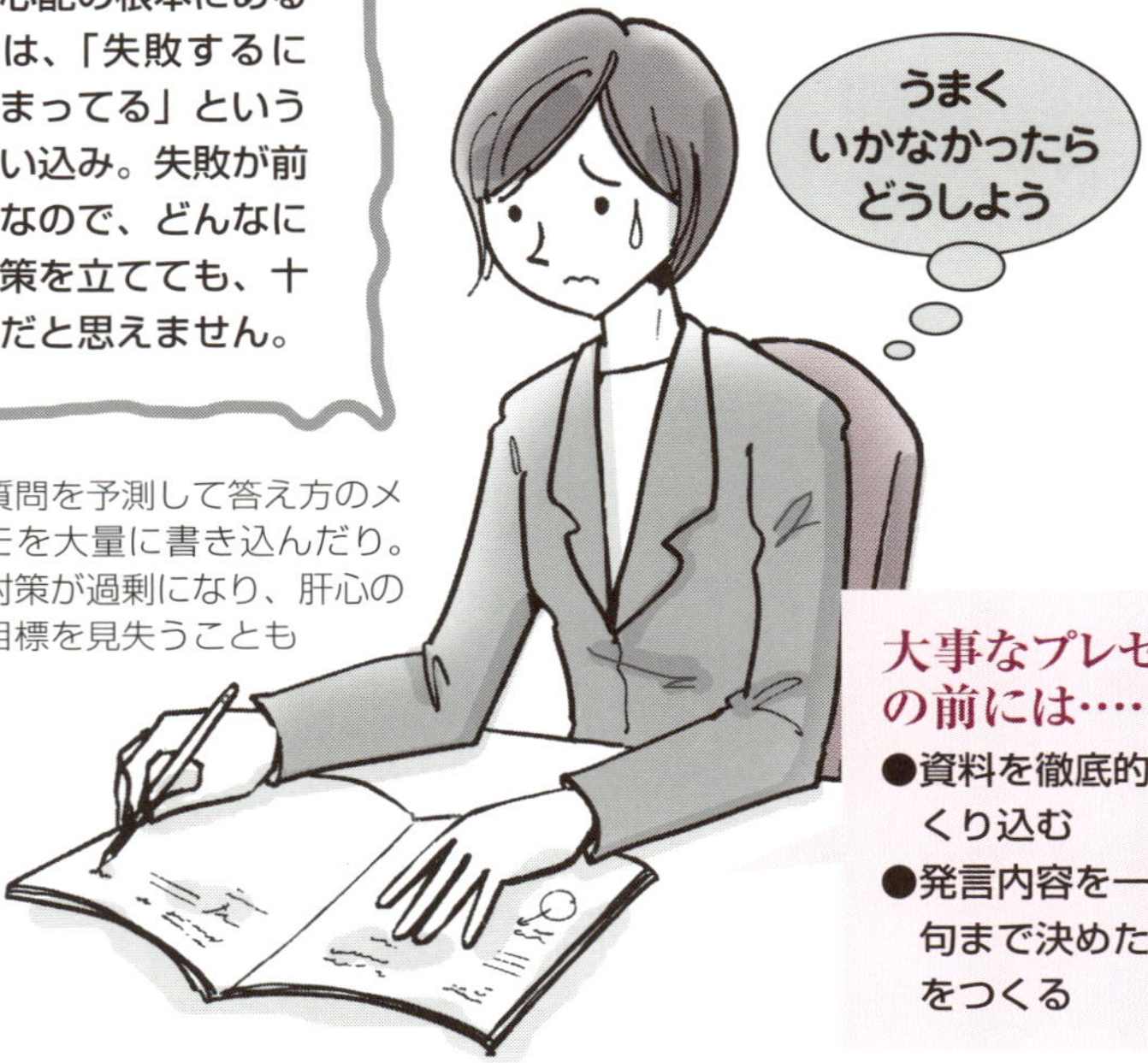

質問を予測して答え方のメモを大量に書き込んだり。対策が過剰になり、肝心の目標を見失うことも

大事なプレゼンの前には……

- 資料を徹底的につくり込む
- 発言内容を一言一句まで決めた原稿をつくる

対策が減ることはまずない

しっかり準備すれば、そのぶん不安や心配は少なくなってくるものです。しかし、社交不安症がある人の場合は、不安が大きすぎるために、どんなに対策を立てて準備しても大丈夫だと感じることができません。

しかも、たとえうまくいったとしても、それを自分の能力として評価するのではなく、「しっかり対策を立てたからだ」と考えてしまいます。そのため、「対策を立てないとうまくいかない」という考えから抜け出せません。

ささいなミスや気になる点があると、さらに対策を立てるようになっていきます。

どちらにしても

対策でがんじがらめになる

対策に時間や労力を費やすため、心身や生活に負担がかかってきます。

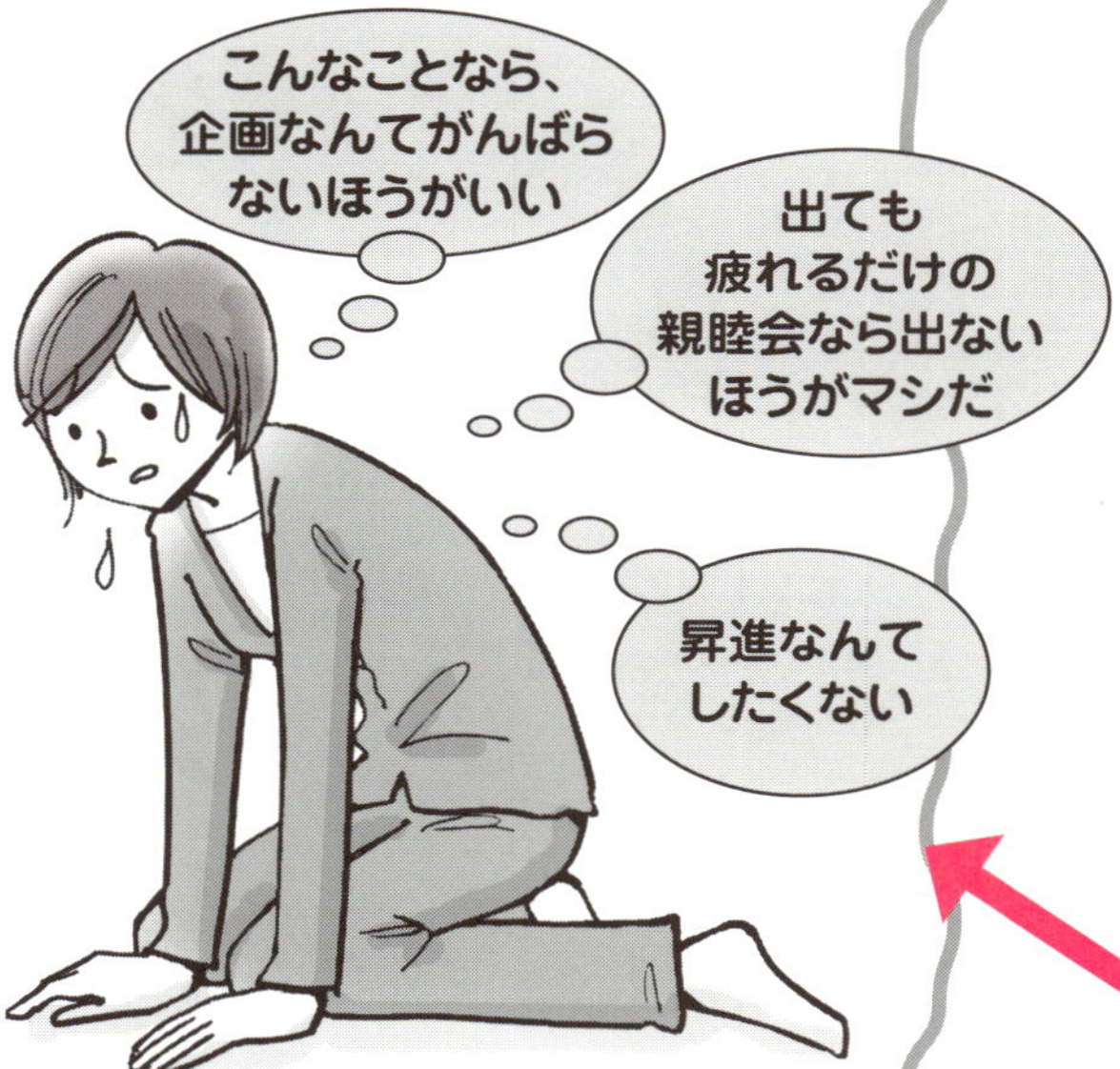
こんなことなら、企画なんてがんばらないほうがいい
出ても疲れるだけの親睦会なら出ないほうがマシだ
昇進なんてしたくない

できごとに対する不安に、対策からくる負担が加わり、心の余裕がなくなる

うまくいったときは

対策として決めたことをせずにいられなくなる

うまくいったのは対策のおかげだと思い、次の場面でも、同じ対策を立てなければ気がすまなくなります。常に対策で自分を守るようになり、自分の能力に目を向けられません。

うまくいかなかったときは

失敗した部分の対策を新たに立てる

失敗だと思ったときは、どんな小さなことでも自分の能力不足だと責めて、新しい対策で補おうとします。しかも、失敗したくない思いが強く、小さな失敗にも敏感になっていて、対策は増える一方です。

やがて

対策が回避に変わる

対策の負担が増えすぎると、苦手な場面から逃れようという気持ちが芽生えます。ベストな対策が「回避」になると、社会的に孤立したり、能力を発揮する機会を逃したりといった問題が出てきます。

個別の症状

緊張のあまり、心と体に変化が起こる

社交不安症では、強い不安が体の症状として感じられるようになります。また、不安が心の柔軟性を失わせて、ものごとの受け止め方が悲観的になるなど、心身に症状が現れます。

「どう見られているか」が気になって緊張する

人前で何かをする状況が苦手で、非常に緊張します。

① 人と接するのが怖い（対人恐怖）

家族など、ごく身近な人を除いて、他人とかかわることに強い不安を感じます。程度の差こそありますが、社交不安症の基盤となる症状です。他人に低く評価されるのではないかと不安に感じ、自分がどのように見られているかと他人を意識して、緊張感を高めます。

他人との距離の取り方や、適切な距離感がわからない

自分以外の人はみんな仲良しに見える

1対1のコミュニケーションが苦手

② 人前で話すのが非常につらい（スピーチ恐怖）

社交不安症でもっとも訴えの多い症状です。会議での発言や、結婚式でのスピーチなど、人前で話すことに強いストレスを感じ、頭が真っ白になる、声がふるえて話せなくなるなど、極度の緊張状態に陥ります。

保護者会で発言できない

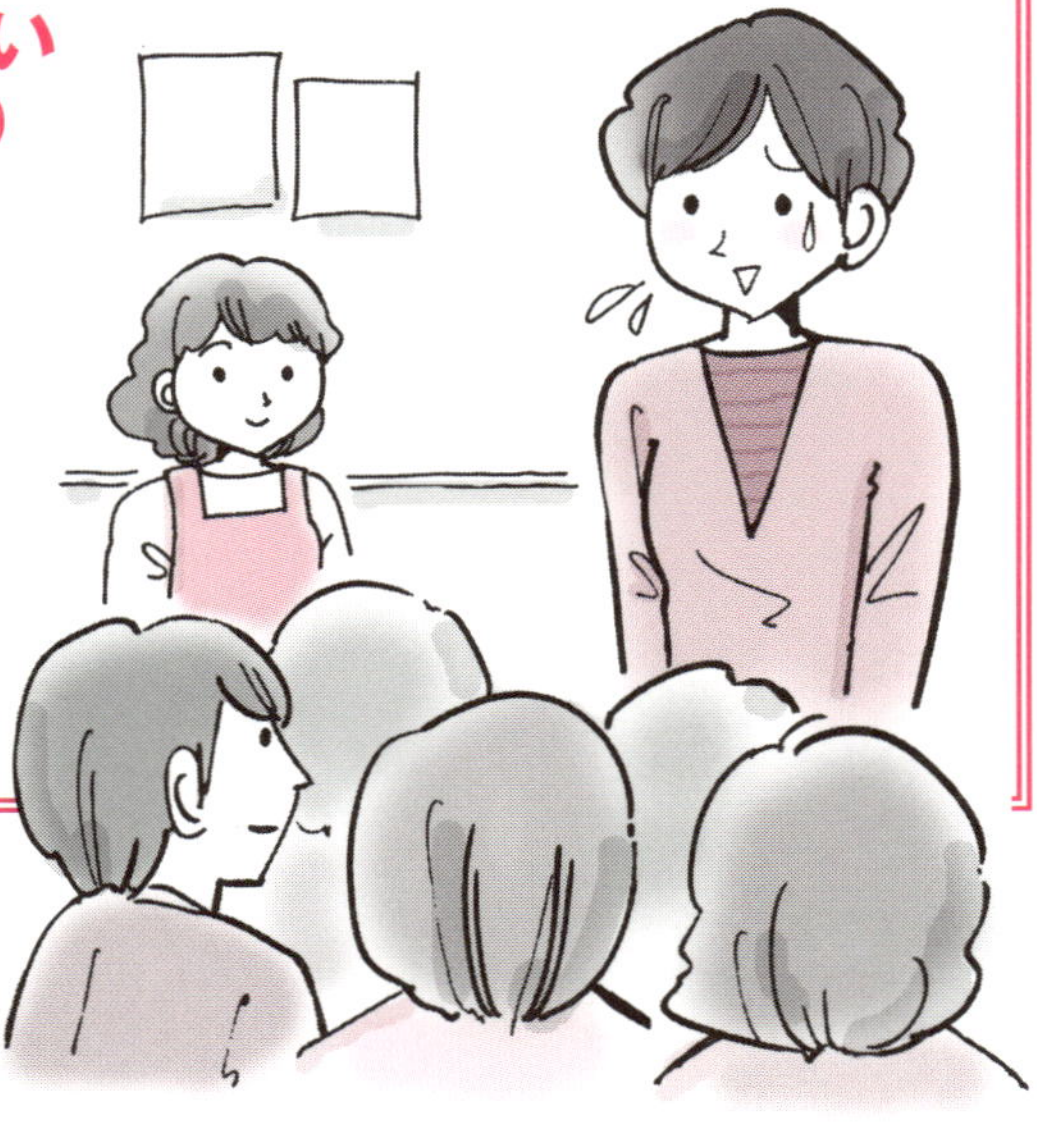

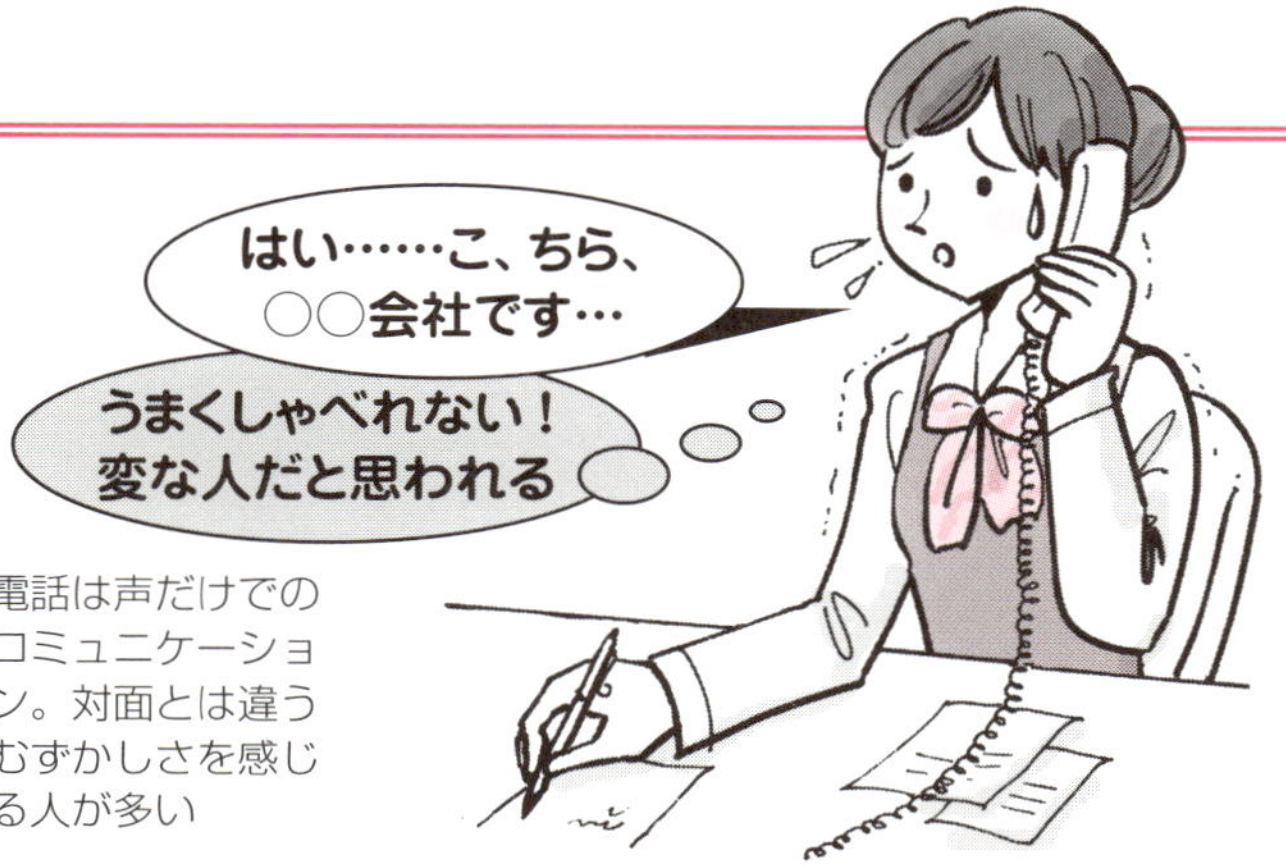
はい……こ、ちら、
○○会社です…
うまくしゃべれない！
変な人だと思われる

電話は声だけでのコミュニケーション。対面とは違うむずかしさを感じる人が多い

③ オフィスで電話に出られない（電話恐怖）

静かな場所で、自分の話していることが他人に聞かれることをおそれ、電話に出られません。電話のベルが鳴っただけで胸がドキドキしたり、受話器をとっても緊張で声が出なくなるなど、仕事に支障をきたします。

④「視線」が気になる（視線恐怖）

他人の視線を感じると「見られている気がする」「自分をみっともないと思っているのでは」など、苦痛を感じます。また、「自分の視線が他人に不快感を与える」と不安に思うこともあります。

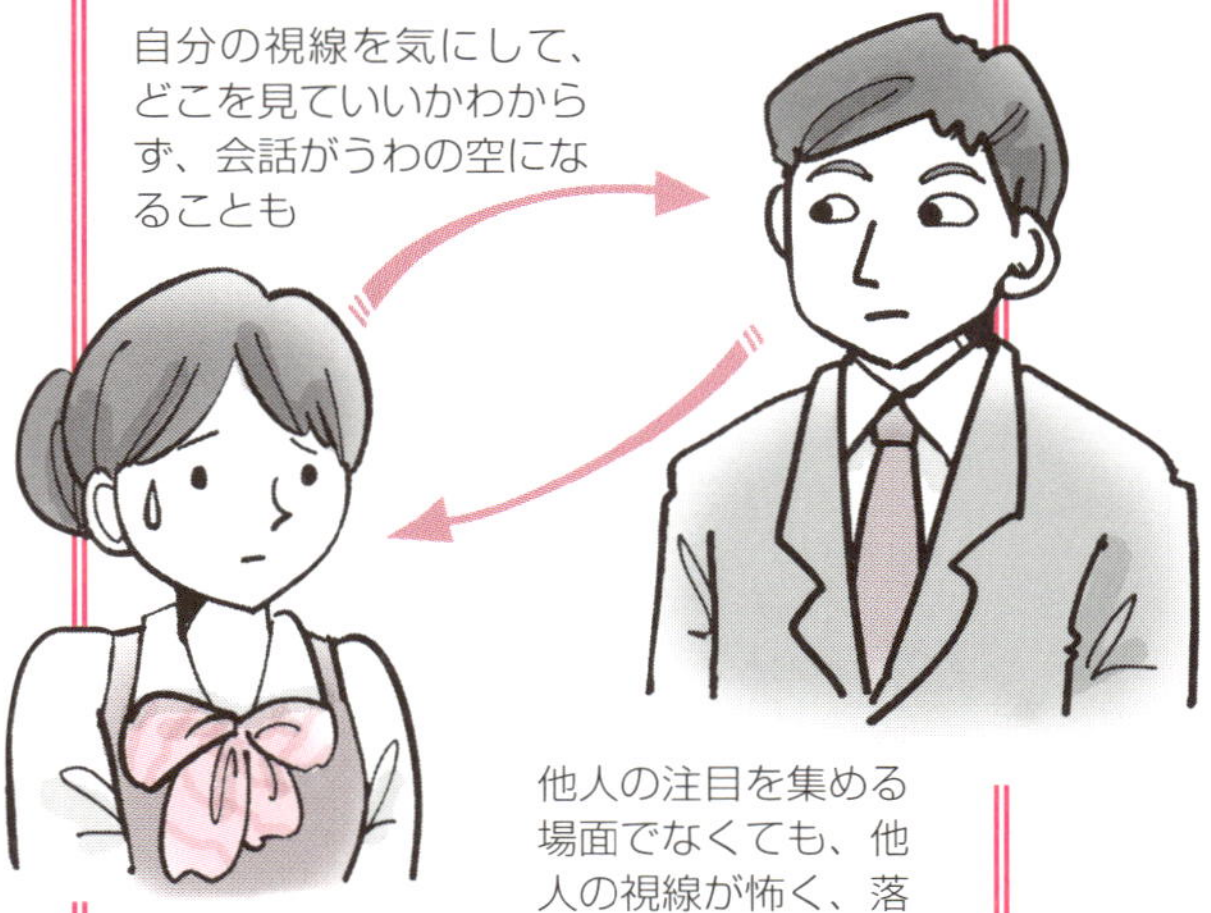

自分の視線を気にして、どこを見ていいかわからず、会話がうわの空になることも

他人の注目を集める場面でなくても、他人の視線が怖く、落ち着かない

⑤ 人といっしょに食べるのが苦痛（会食恐怖）

自分が食べているところを見られると思うと極端に緊張し、自分の食べる音が気になったり、おいしそうに食べられないのを気に病んだりします。自分にとって大切な人の前ほど症状が強くなるため、恋人との食事などを避けるようになります。

恥をかきたくないと身構えてしまう

人から低く評価されたくない、失敗して恥をかくのは嫌だと思えば思うほど、失敗したらどうしようという不安は大きくなります。

そのため、社交不安症があると、人とかかわる場面で必要以上に身構えたり、ささいなことを思いわずらったりして、さまざまな症状を自覚するようになります。

心の緊張に体が極端に反応してしまう

体の症状が強く現れます。また、そのことを気にして心の緊張がより高まってしまいます。

① 顔がすぐ真っ赤になる（赤面恐怖）

人と話すときに、顔が赤くなってしまいます。自分の表情を気にしたり、顔のほてりを自覚すると、ますます赤くなります。

緊張して顔が紅潮するのは自然な反応ですが、社交不安症の場合は、顔が赤いことを他人に指摘されたことがきっかけで、赤面恐怖に陥ることがあります。

② 体がふるえる

緊張のあまり、手足がふるえたり、話す声がふるえたり、裏返ったりします。特に手のふるえは人目に付きやすいため、訴えの多い症状です。

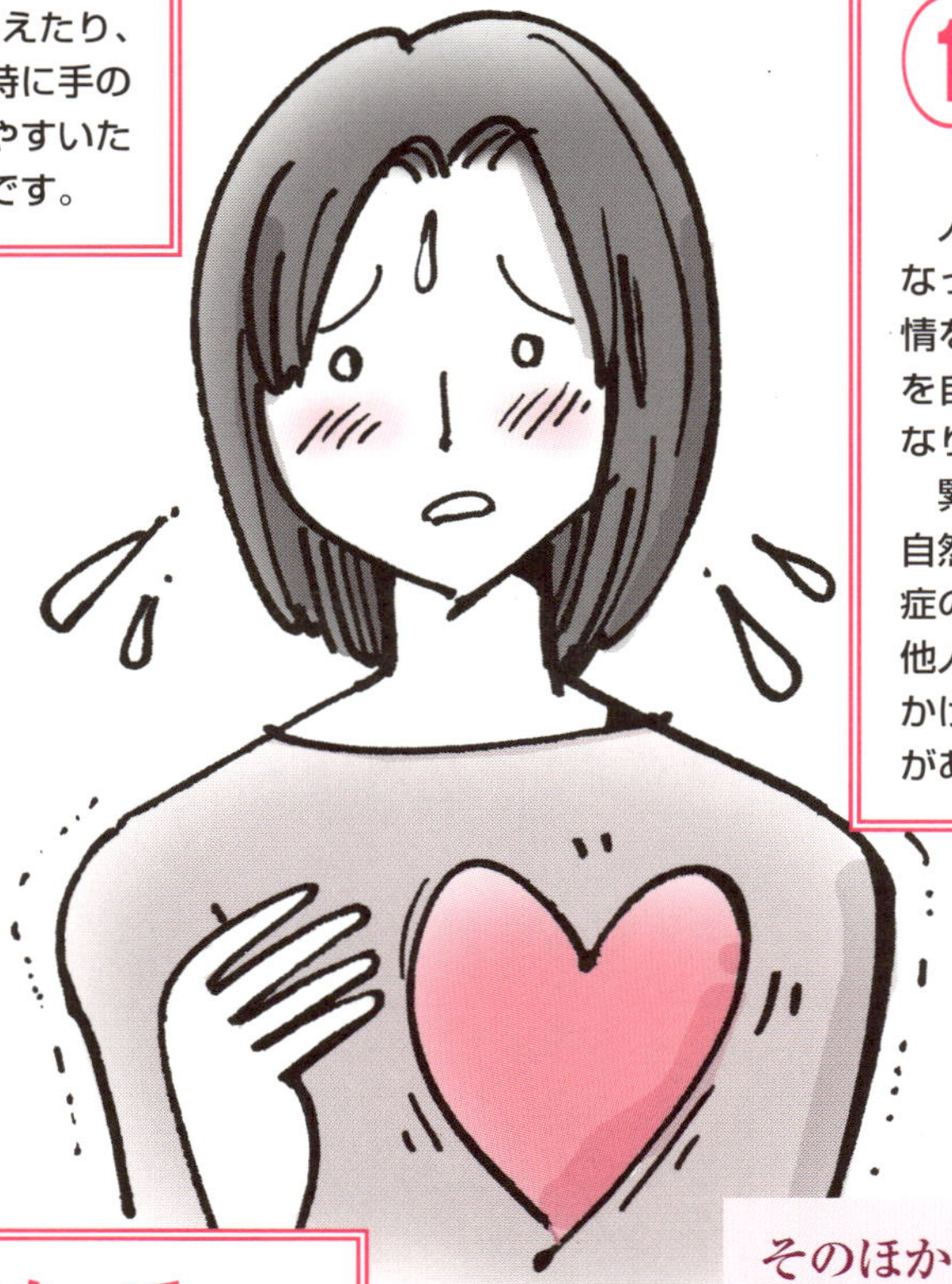

複数の症状が出る人もいる

③ 汗が気になってしかたがない（発汗恐怖）

緊張のあまり大量の汗をかく症状です。人と話すだけでしたたるほどの汗をかくなど、一般的な「緊張による汗」の範囲を大きく超えた汗に悩まされます。

そのほかにも……

- 心臓がドキドキする
- 吐き気がする
- めまいがする
- 息苦しくなる
- 口の中がカラカラになる
- 頭の中が真っ白になる

2-1 文字を書く手がふるえる（書痙《しよけい》）

ひとりで文字を書くと平気なのに、人前だと緊張して手がブルブルふるえ、止めようとすればするほどひどくなります。

字が下手だと思われるのではないかという緊張感が背景にあります。

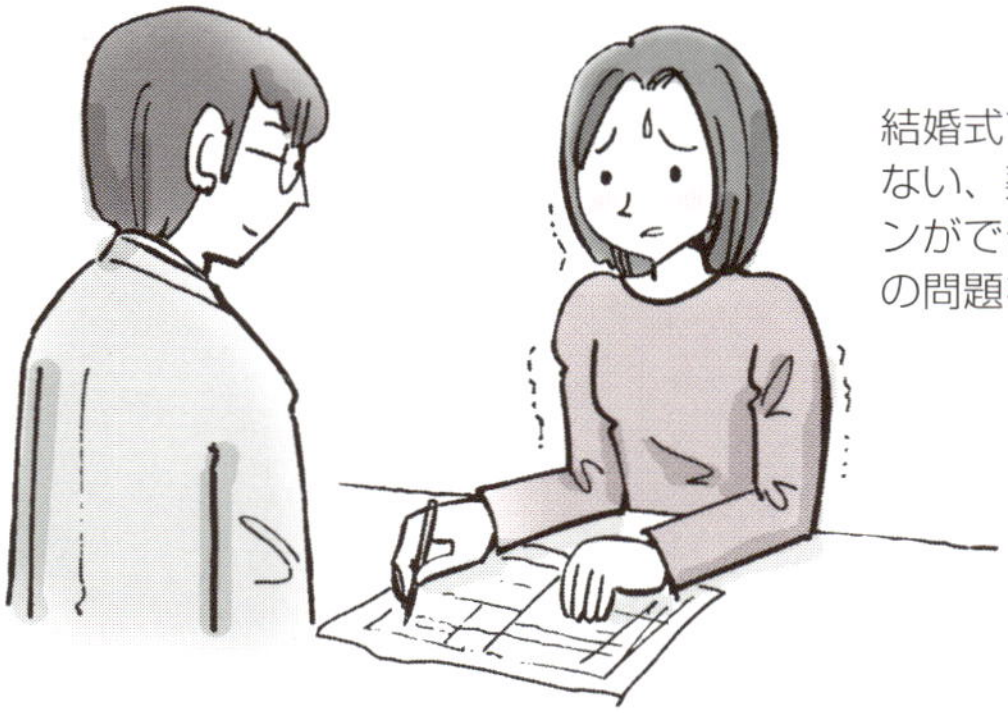

結婚式で記帳できない、契約のサインができないなどの問題を招く

2-2 ふとした場面で体がふるえる（振戦《しんせん》恐怖）

振戦とは、体がふるえること。人から見られると、体がふるえてしまいます。

来客にお茶を出したり、人前でキーボードを打ったりするときに手がふるえ、止めようとするほどひどくなります。

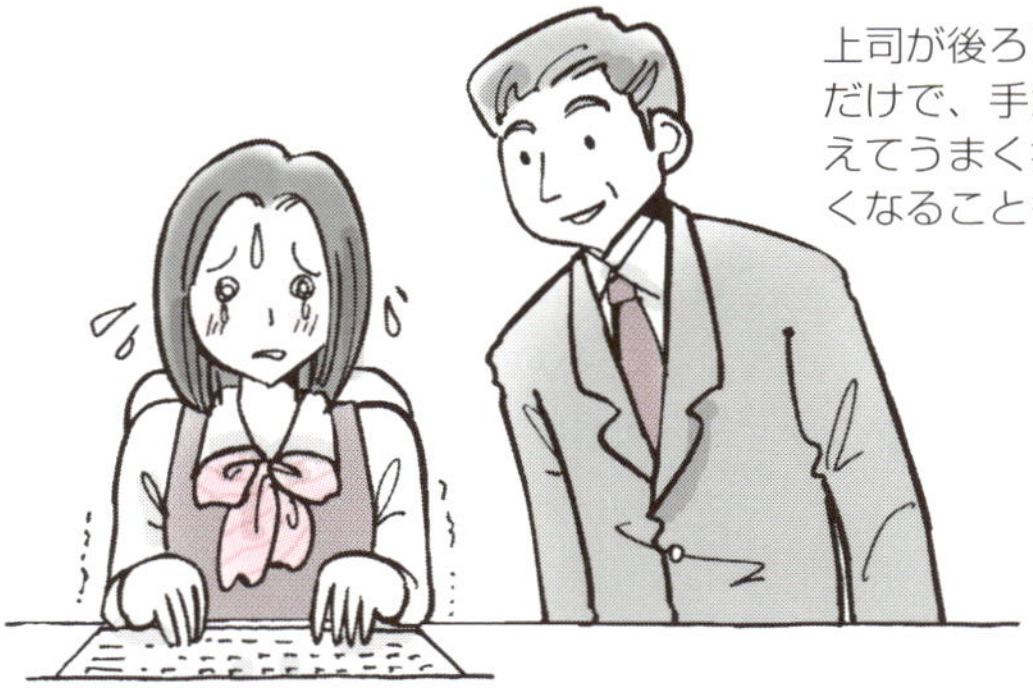

上司が後ろに来ただけで、手がふるえてうまく打てなくなることも

症状でもあり、悪化要因でもある

不安や緊張を感じると、私たちの体内では「交感神経」の働きが活発になります。交感神経はストレスに対抗するために体にいろいろな変化を起こします。

「顔が赤くなる」「汗が出る」「ドキドキする」「顔がこわばる」などの症状も、交感神経の働きによるものです。

社交不安症がある人はこのような症状を感じると、「変な人と思われてしまう」と緊張し、さらに不安を強め、結果的にますます体の症状が強まります。

体の病気とまちがえやすい

体の症状が強く現れる人のなかには、「体に病気が隠れているのではないか」と誤解する場合が少なくありません。体の異常を疑うために、その大もとである社交不安症に目が向かなくなるケースもよくあります。

生理現象まで悩みのタネに

自分の自然な生理現象が、他人より目立つのではないか、恥ずかしいことではないかと不安になります。

① おなかの音が鳴るのが心配（腹鳴恐怖《ふくめいきょうふ》）

おなかがすいたときや、食後すぐには、おなかの音（腹鳴）が出やすいものです。社交不安症がある人のなかには、会議や講演会など、静かな場所でおなかが鳴るのが心配でたまらないことがあります。

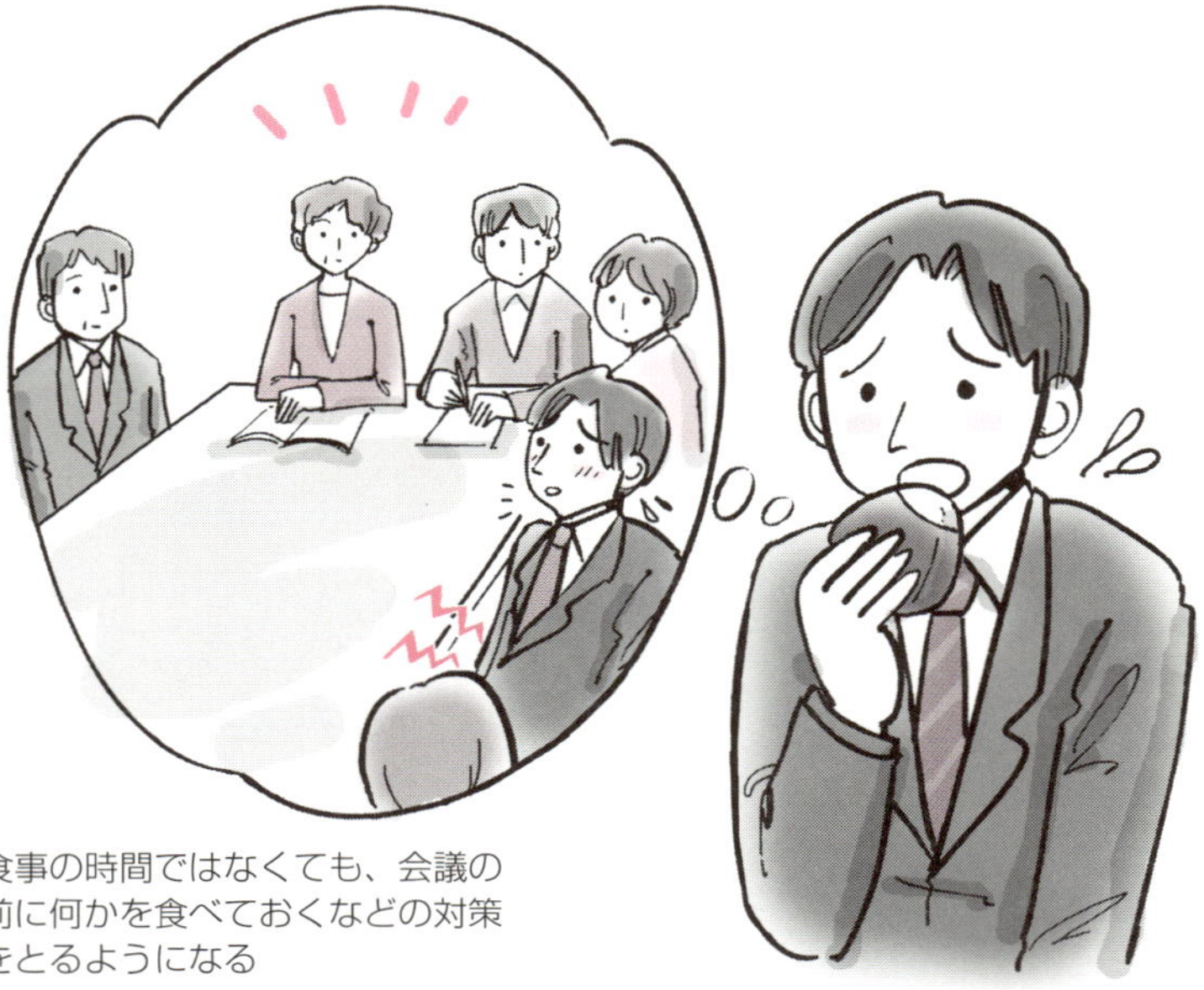

食事の時間ではなくても、会議の前に何かを食べておくなどの対策をとるようになる

どうしようもないことまで気に病む

社交不安症では、自分の身に起こることすべてが不安のターゲットといっていいでしょう。行動だけではなく、自分の体に起こる生理反応まで過剰に気に病み、なんとか人に気取《けど》られまいとして、対策を立てます。

生理現象は気に病む必要のないものです。しかし、「恥ずかしい思いをしたくない」という不安が、過剰な反応を招きます。

意識するほど悪化したと感じる

おなかが鳴ることや、尿意を感じて排尿するのは、自然な体の営みです。しかし、ひとたびそれに意識を向けると、以前は気にならなかったちょっとしたことまで心配になります。

意識すればするほど、ひどくなったと感じるようになるという悪循環に陥ります。自ら行動範囲を狭め、生活に支障をきたします。

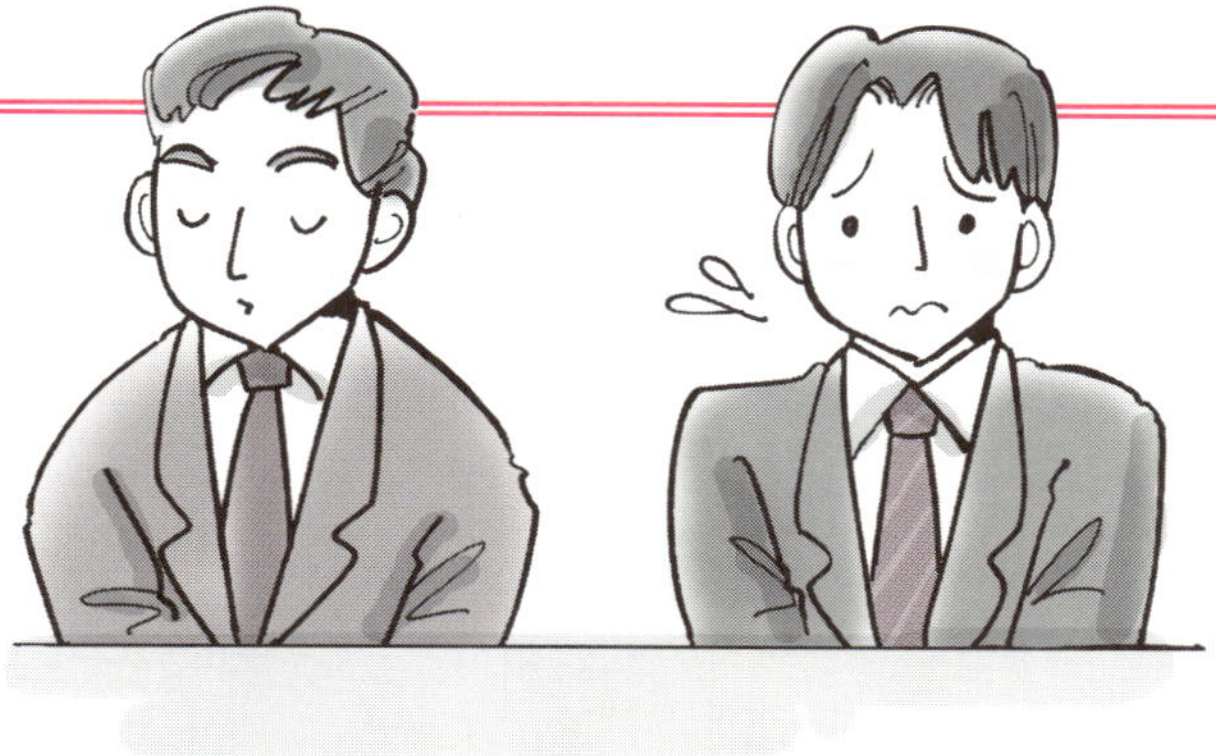

男性トイレは個室ではないため、症状に悩まされる人が多い

② 人が近くにいると排尿できない（排尿恐怖）

ひとりで用を足しているときは症状がありませんが、職場や公衆トイレで、ほかの人がいたり、後ろに人が並んでいたりすると、他人の存在が気になって排尿できなくなります。早くしなければと焦るほど、うまくいきません。

③ 自分の臭いが気になってしかたがない（自己臭恐怖）

若い人に多く見られる症状で、自分が変な臭いを発しているため、他人に嫌われていると思い詰めたり、外出できなくなったりします。本人は「くさい」と思い込んでいますが、実際には臭わない場合がほとんどです。

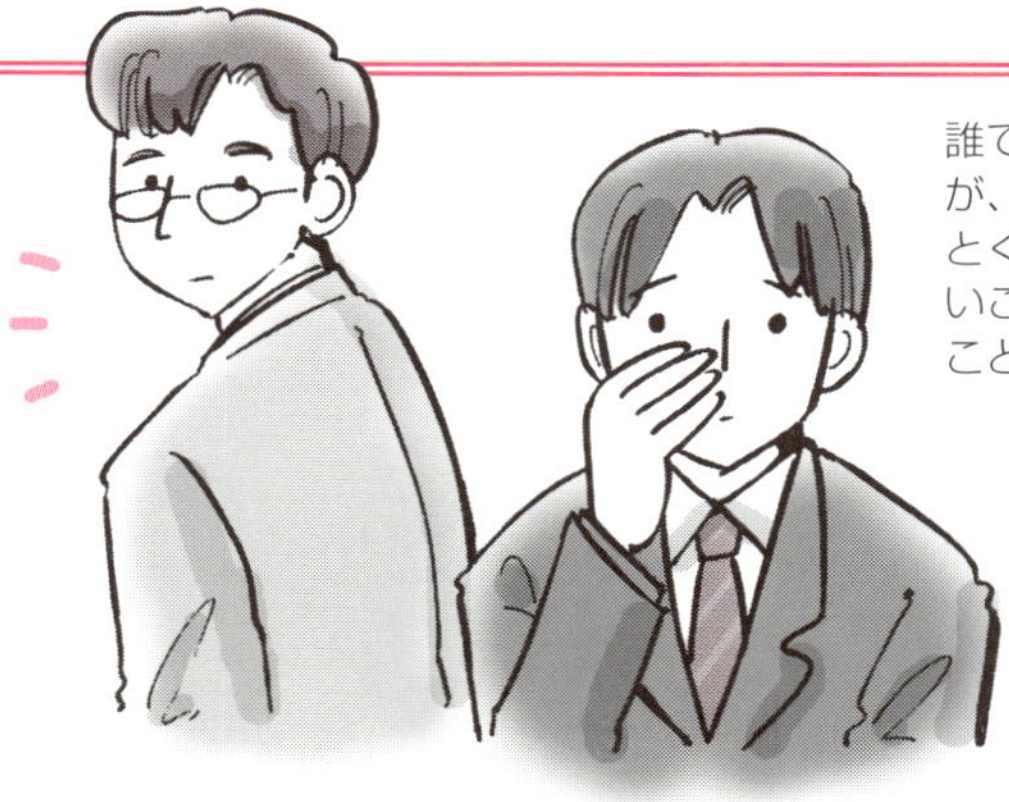

誰でも口臭はあるが、自分の口臭はとくにひどいと思いこみ、人と話すことを避ける

不安と恐怖はどう違う?

不安と恐怖はとてもよく似ていますが、大きく異なる点があります。それは、「不安ははっきりした対象がないが、恐怖には明らかな対象がある」こと。社交不安症では、強い不安感が背景にありますが、苦手な場面ではっきり現れる症状を「○○恐怖」と表現しているのはそのためです。

恐怖は原因がわかりやすいため、たとえば腹鳴恐怖がある人は事前にものを食べるなど、対策はとれます。しかし、恐怖を生み出すもととなる不安を軽くする治療に取り組まない限り、症状としての恐怖はなくなりません。

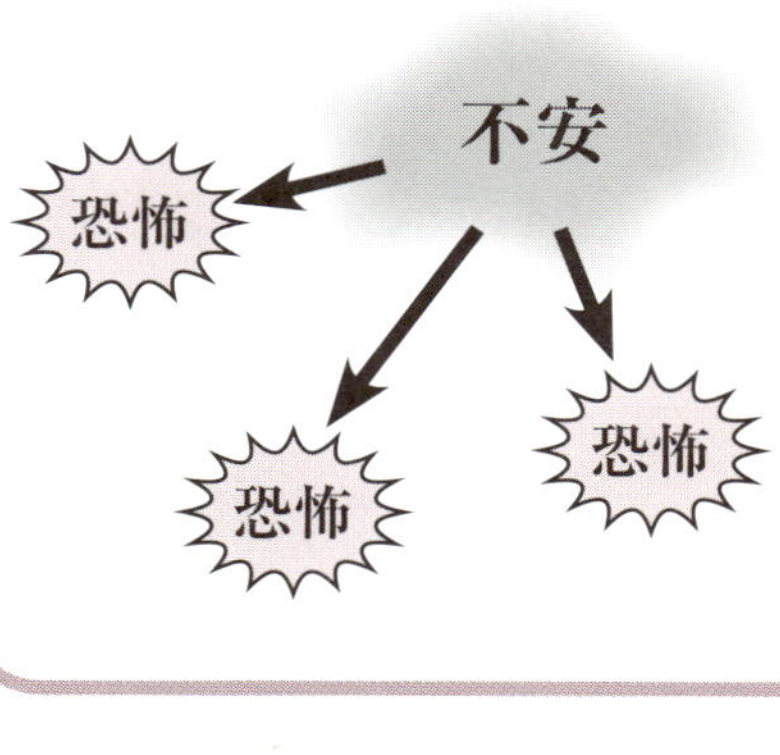

不安の対象

特定の場面だけでなく、生活全般が不安な人も

○○恐怖のように、苦手な場面がはっきりしていると、対処ができ、社会生活を送ることが可能になります。しかし、人と接することすべてがつらい場合には、より多くの支障が出てきます。

不安になる範囲の違い

不安になる場面がはっきりしている人もいますが、ばくぜんと社会生活全般が不安でたまらない人もいます。

併せもっていることも

人と接するのは全部苦手。特に、人と食事をするのが苦痛でたまらない……など、両方の特徴を併せもっている場合もあります。

ある状況だけ

雑談はできるのに人前で話すときに異常にあがって声も出なくなるなど、苦手な場面が限られる。ただし、日常生活は送れるといっても、本人の苦痛は小さくない

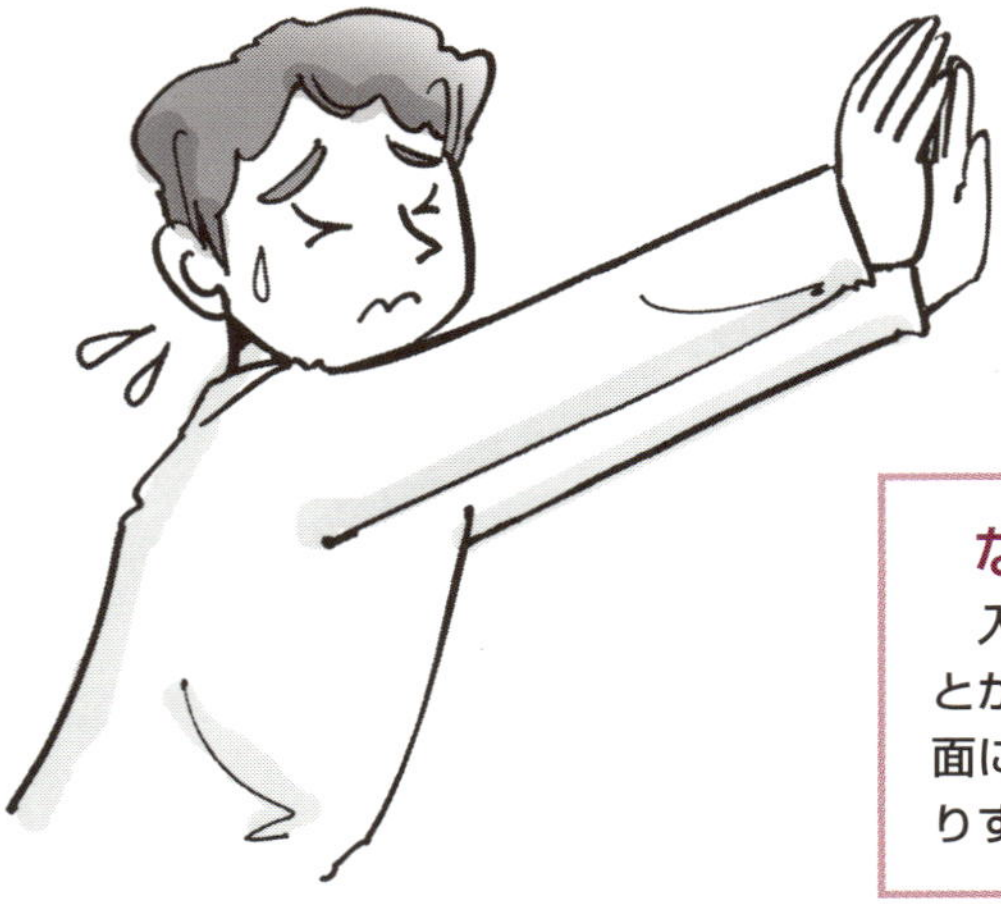

スピーチ

電話

会食

苦手な場面がはっきりわかっている

なんとかしのげる

入念に対策を立ててなんとかこなしたり、苦手な場面に出ないようにして、やりすごすことができます。

でも……つらさやデメリットがずっと続く

不安を感じる場面は変わらないので、ずっとその場面を避ける不便が続きます。また、社会生活の中では避けられないこともあり、症状は続きます。

しのげるだけに改善につながりにくい

社交不安症の多くは、○○恐怖のように、苦手な場面がはっきりしています。その場面さえしのげれば、ふだんはそれほど強い不安を感じずになんとか過ごすことができます。日常の不便は少ないのですが、そのぶん「性格を直せばなんとかなる」などと思い、病気

他人とのコミュニケーションが苦手

大勢の前で何かをするときだけではなく、1対1でも強い不安を感じます。学校でも会社でも、あらゆる場面でつらさを感じ、疎外感を味わい、実際に孤立しがちです。

他人が大勢いるところに行けない

不安が強い場合は人が大勢いる場所に行くこともできません。人が大勢いる場所が怖く、他人と乗り合わせる電車も苦痛で、引きこもりなどにつながるケースもあります。

うつ病などを併発しやすい

うつ病（不安うつ病・41ページ参照）やアルコール依存症（43ページ参照）などを併発しやすくなります。

不安や困難が大きい

ほとんどすべての場面で、人とのかかわりに苦痛を伴うため、日常生活での不便が多くなります。不安は強く、社交不安症の程度も重いことが多いようです。

あらゆる状況

他人とのかかわりがすべて不安。対人恐怖といわれる状態に近い。体の症状より心の症状のほうが大きい傾向がある

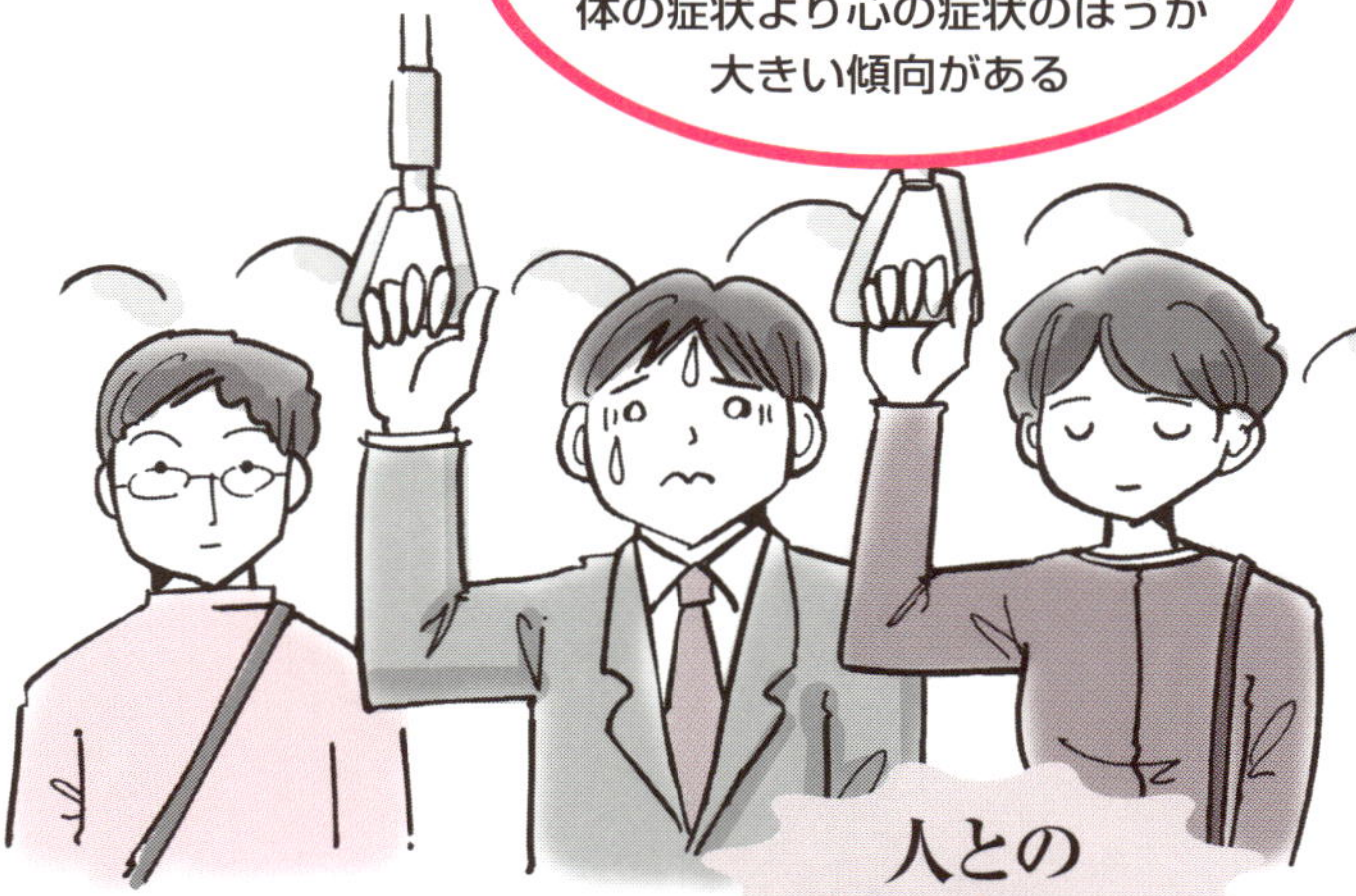

1対1でなくても、怖くて人のいる場所に行けなくなることも

だという意識をもちにくいため、なかなか治療につながらないという問題があります。

家族以外の人とかかわれない場合も

苦手な場面がばくぜんとしていて、ほとんどすべての社会的場面が不安になる人もいます。家族やごく親しい友人以外の人と接することに強い苦痛を伴い、生活全般に影響が及びます。

他人と直《じか》に接するだけではなく、人ごみに行くだけでもつらいため、不安の程度が強い人では、社会生活を送ることが困難です。

引きこもりやうつ病の併発などの危険性も高くなります。

COLUMN

周囲の人へ① 性格や、やる気の問題ではありません

身近な人ほどわかりにくい

社交不安症は、人前では強い不安を感じて自然にふるまうことができませんが、家族や親しい友人など、ごく身近な人といっしょにいるときは、症状を感じずにすみます。そのため、身近な人ほど症状を理解しにくく、患者さんをふがいないと感じることも。

しかし、本人からすると、身近な人にも理解されず、余計につらい状態になってしまうのです。

焦らずに、治ると信じ、つらい気持ちを想像して

社交不安症では、他者の言動に敏感になり、否定的にとらえてしまう「拒絶過敏性」があります。周囲の「性格だからね」「やる気の問題では」などという励ましを、自分が責められているように感じてしまうこともあります。

社交不安症は性格の問題ではないし、治療すれば治る病気です。周囲の人は、本人のつらさを受け止め、見守っていってください。

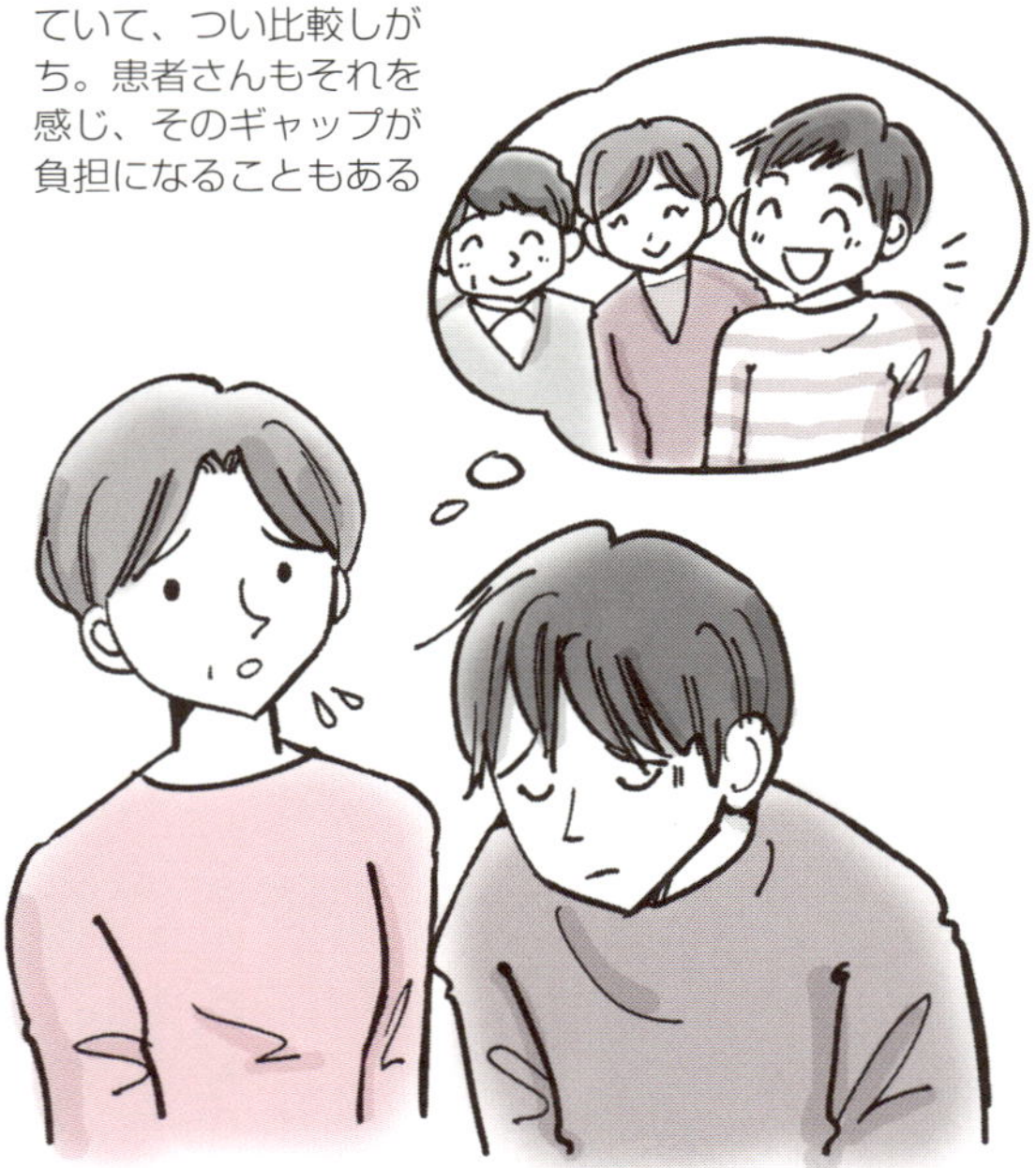

発症前には活発な性格だった場合、家族には昔のイメージが残っていて、つい比較しがち。患者さんもそれを感じ、そのギャップが負担になることもある

2
社交不安症を理解するための基礎知識

社交不安症は、
気のもちようで治るものではありません。
ほうっておくとより深刻な問題につながるおそれもあります。
治療のためにも、正しい知識を得ておきましょう。

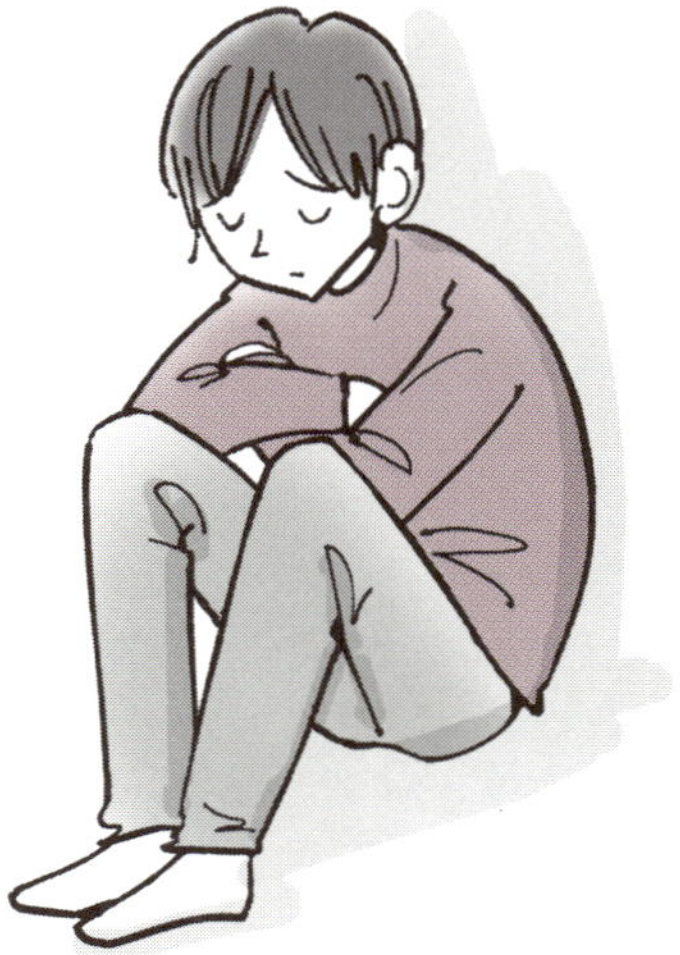

背景

「よるべない感じ」が心の底にかくれている

社交不安症には、本人のもともとの体質や育った環境など、たくさんの要因があります。なかでも、本人が「安心感」をもてるかどうかは、発症に大きくかかわると考えられています。

2つの安心感が欠かせない

人が安心して過ごすためには、「生命の安心感」と「社会的な安心感」のどちらも欠かせません。これらの安心感が、自分のことを大切に思う自尊心につながります。

社会的な安心感

人とのかかわりのなかで、ほめられたり、尊重されたりする経験が、安心感をはぐくみます。特に、小さな子どものころには、身近な大人、主に親とのかかわりが重要です。幼少期に自分をしっかりと受け止めてもらうと、外に向かっていく強さがはぐくまれます。

認められること

尊重されること

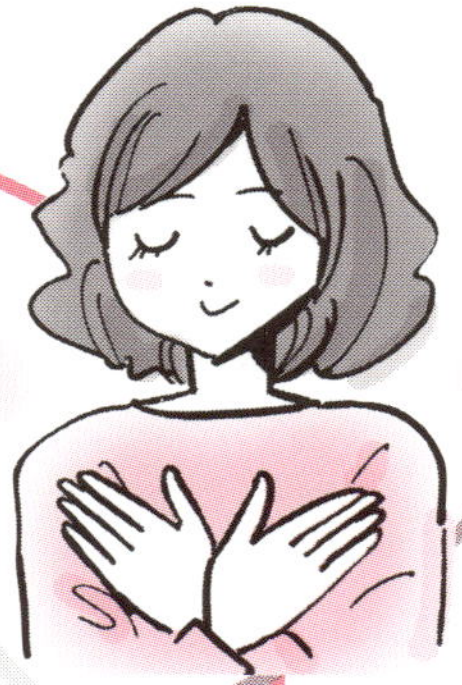

「自分は認められている」「いてもいいんだ」と感じられると、安心感が育っていく

衣　食　住

生命の安心感

食事や住むところなど、生活の基盤が安定していて、健康や生命が脅かされるおそれがないことで、「生きることへの安心感」がしっかり育ちます。

逆に、極度の貧困や虐待などがあると、生命の安心感がもてないため、社交不安症に限らず、さまざまな問題を抱えることになります。

どちらかの安心感が欠けると、生命が脅かされたり、心が不安定になったりします。体と心の両方ともに安心感をもつことが、すこやかな体と心をはぐくむのです。

育った環境が大きくかかわる

社交不安症を発症しやすいのは思春期ですが、それまでの人とのかかわりや、自尊心の育ちが、発症に大きく影響します。

人が最初に経験する「社会」は、家族など、身近な人とのかかわり

愛情表現にいき違いがある

社交不安症の患者さんの親が、愛情が薄いというわけではありません。ただ、親の愛情表現と子どもの受け取り方に、ボタンのかけ違いがあり、きちんと伝えられていないケースが多いのです。

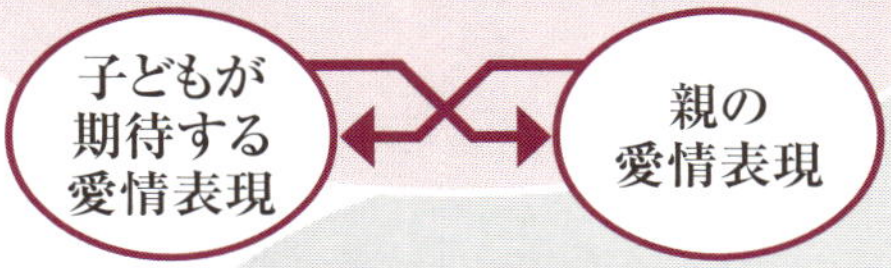
子どもが期待する愛情表現
親の愛情表現

周りの人とかかわる機会が少ない

親が人づきあいが苦手だったり、多忙だったりして、人とあまり会わない生活パターンになっていると、子どもはそれをあたりまえだと思い、人とのかかわりが乏しくなります。また、親が過保護な場合も、子どもが人とかかわる経験を奪ってしまうため、社交不安症になりやすくなります。

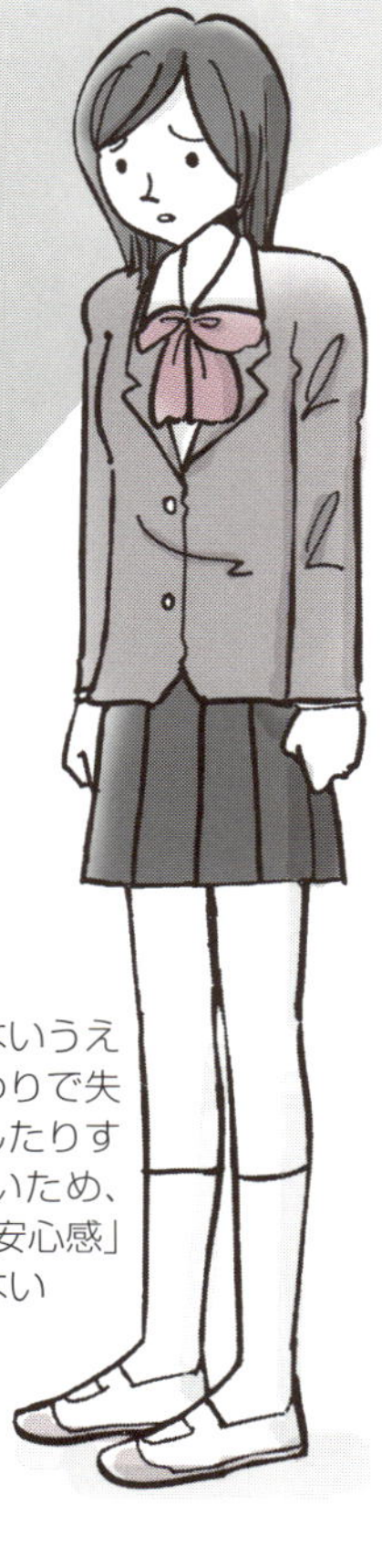

自尊心が育たないうえに、人との交わりで失敗したり成功したりする経験が乏しいため、思春期までに「安心感」が十分に育たない

社会的な安心感が十分に育っていない

社交不安症は、もともとの体質と育った環境がおおむね半々で関係していると考えられています。

環境のなかで、もっとも発症にかかわるのが、社会的な安心感の不足です。いちばん身近な存在である親から、「あなたを大切に思っているよ」というメッセージを受け取ることができないと、安心感や自尊心は育ちません。

自分を大切に思ったり好きになったりできず、不安定な「よるべない感じ」を抱えたままになってしまうのです。

要因①

人前での失敗がきっかけになりやすい

社交不安症には、人前で恥ずかしい思いをしたという「きっかけ」のある人が多いようです。なかには、幼いころから不安を過剰に感じやすい「不安体質」だった人もいます。

発症は主に2つのルートがある

社交不安症を発症するのは、小さいころから内気だった場合と、恥ずかしい経験がきっかけになったという、主に2つのルートがあります。

1 小さいころから内気だった

内気な性格で人見知りが強かった子どもが､社交不安症になるケースです。ただ、内気な子どもがすべて社交不安症になるわけではありません。

不安体質があった

不安に敏感なうえ、過剰に感じてしまいます。性格というより体質のようなもので、「不安体質」といいます。小さいころには内気に見えることもあります。

感受性が高い

不安体質や失敗の経験から、不安への感受性が高くなっていきます。

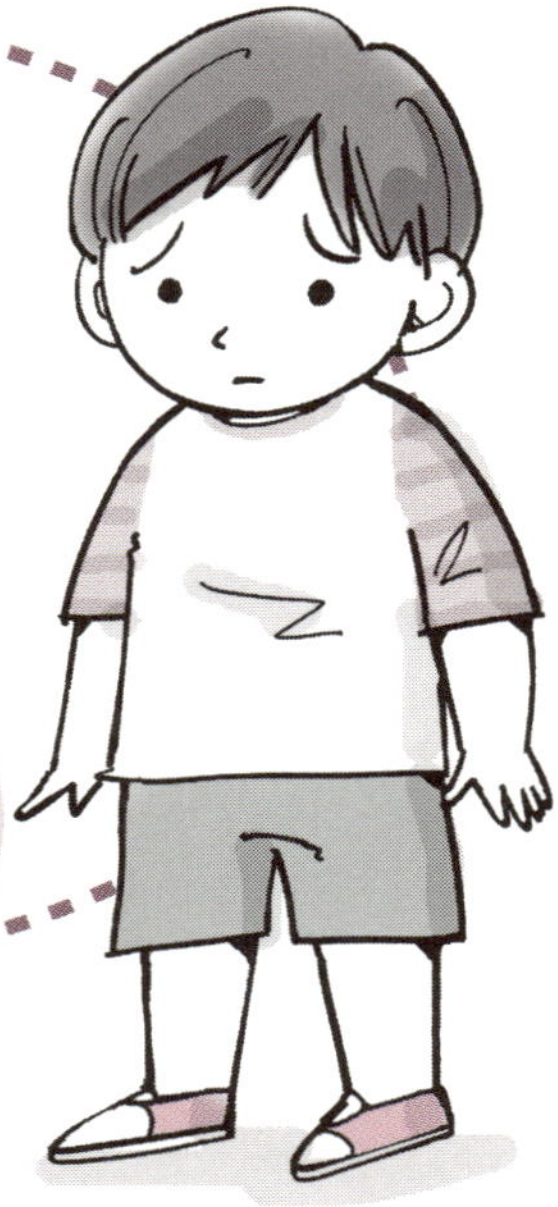

ひどい人見知りが長く続いた

発症

小学校高学年～中学生のころに発症する

自我の目覚め

他者への意識

幼少期から発症していても、はっきりと自覚するのは、思春期に入ってからです。何かのできごとに対して恥ずかしさを感じるのは思春期ゆえ。思春期には、自意識が強くなる一方で、他人への関心も高まるためと考えられます。

恥をかいた経験が引き金になりやすい

社交不安症は、中学生くらいのときに、人前で恥ずかしい思いをしたのがきっかけになるなど、思春期に発症するケースがよくみられます。そのときの恥ずかしく身の置き所のない気持ちと、周囲の注目を浴びる状況が強く結びついて、同じような状況になると、強い恐怖を感じるようになります。

また、幼いころに発症することもあります。多くの人は性格のゆえと誤解していますが、性格だけで発症するわけではありません。もともと不安を強く感じてしまう「不安体質」があり、成長とともに感受性が高まって、社交不安症を発症するのです。育った環境も大きく影響しています。

2 「ミニトラウマ」を経験する

「教科書を朗読するときに言葉が出ず、笑われた」「指名された問題が解けず、恥ずかしい思いをした」など、注目のなかで経験した失敗が深く心に刻まれ、同じような状況で過剰に反応するようになります。

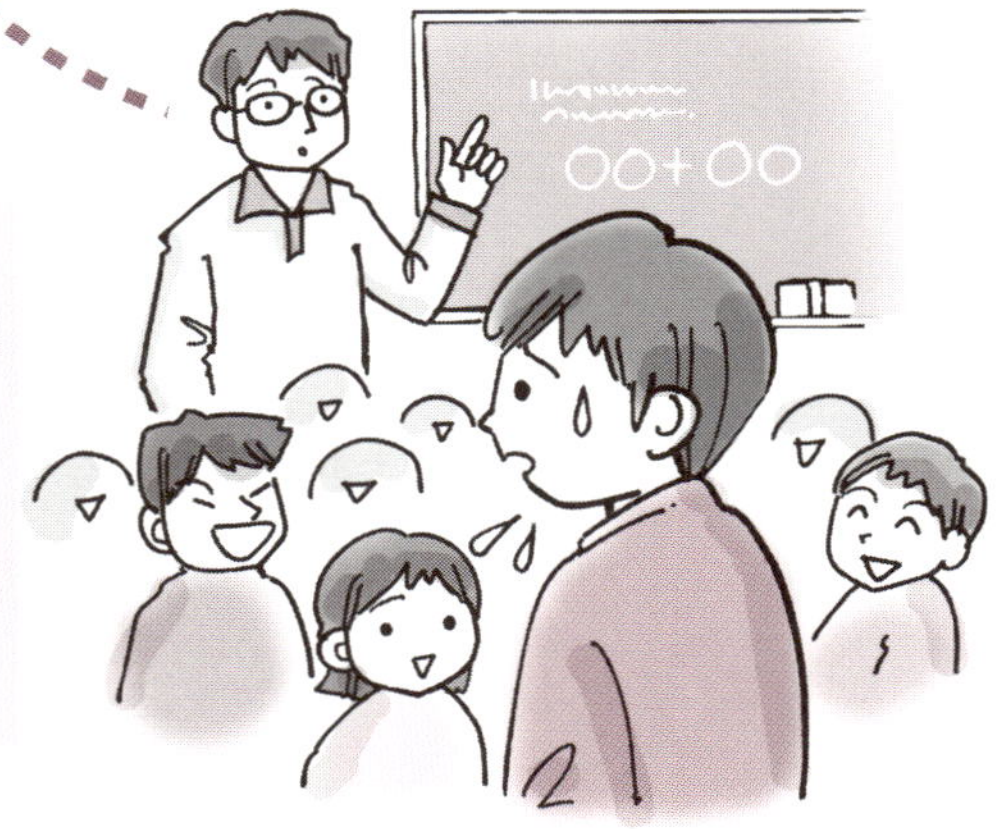

授業中に答えを間違えて、みんなに笑われた

もともとの性格とは関係ない

きっかけのある社交不安症の場合、もともと人見知りや内気な性格だったとは限りません。

内気な性格として過ごしていく

人前に立つときに強い不安を感じたり、「また同じようになったらどうしよう」と思い悩むため、目立たないように過ごすようになります。周囲から「内気な人」と見られます。

生活上の不便が大きくなる

大学生や社会人になると、初対面の人と話をする機会や、大勢の前で行動しなければならない場面が増えてきます。内気だからといって避けるわけにもいきません。人間関係や仕事に支障をきたし、はっきりと症状を自覚します。

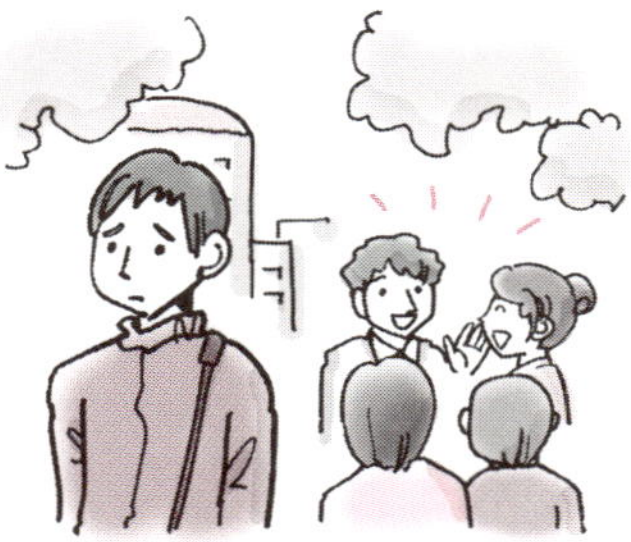

人づきあいができず孤立している自分がわかる

要因②

症状のかげに発達障害がある場合も

最近、注意欠如・多動性障害（ADHD）などの発達障害があると、社交不安症を発症する危険性が高まることがわかってきました。

ADHDとの合併が多い

最近、社交不安症とADHDの合併がわかってきました。特に、ADHDの特徴である「多動性」「衝動性」「不注意」のうち、「不注意」の症状が強い人が、社交不安症の危険性が高かったのです。

多動性衝動性優勢型

「落ち着きがなく、じっとしていられない」という多動性と、「考えるより先に、突発的に行動してしまう」という衝動性が強く出るタイプです。

混合型

いくつかの特徴を併せもっているタイプです。

不注意型（不注意優勢型）

集中力が弱く、悪気はなくても、人から言われたことをすぐに忘れたり、ケアレスミスを連発したりします。

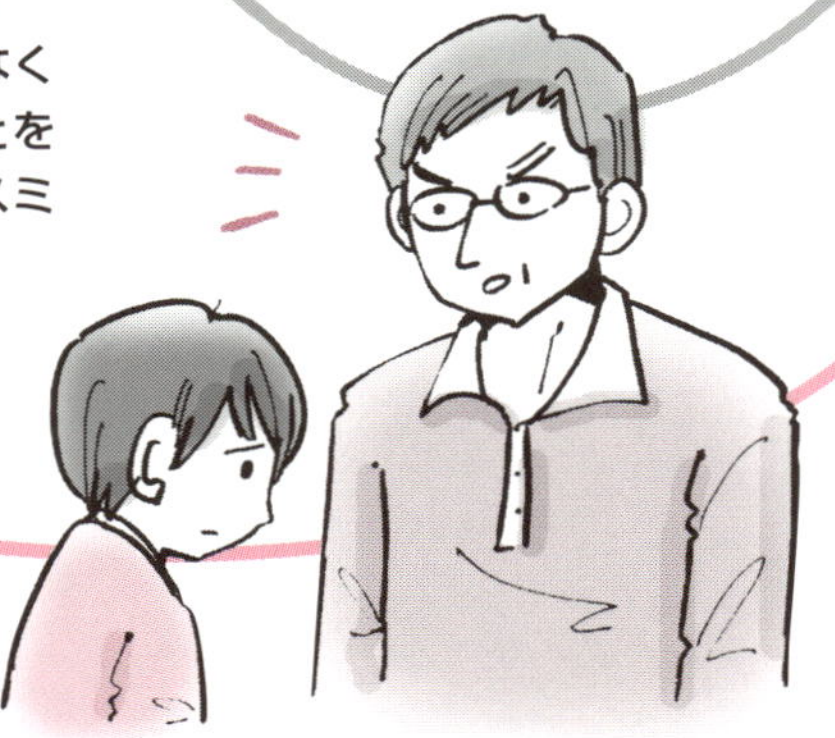

人に注意されることが多い

多動性や衝動性に比べ、不注意は発達障害と気づかれにくいため、本人のやる気の問題と誤解されやすく、「なぜできないの」と注意されることが多くなります。

ADHDの薬で社交不安症も改善する

もともとADHDがあり、社交不安症を併発している場合は、社交不安症の治療だけでは十分な効果が出ません。そのため、ADHDの治療薬を併用していきます。

ADHDの治療が進むと対人関係のむずかしさが緩和され、社交不安症の症状も改善します。

患者さんの半数にADHDがあったケースも

社交不安症の患者さんのなかには、ADHDの人がかなり多いことが明らかになっています。

アメリカの研究では、社交不安症の患者さんのうち、じつに半数にADHDの傾向がみられたという報告もあるほどです。特にADHDのなかの「不注意型」と呼ばれるタイプで、社交不安症を合併していることが多いようです。

ADHDなどの発達障害があると、周囲の人に誤解されたり、言いたいことがうまく伝えられないなど、コミュニケーションがむずかしい場合が少なくありません。

人とうまく接したり、他人からほめられたりする経験が乏しく、社会的な安心感が育ちません。そのため、対人関係への不安が強くなって、社交不安症を発症する可能性があります。

ケアレスミスをくり返す

ADHDと気づかれないと、本人も周囲の人も、特性に合った対応法を学ぶ機会がないため、不注意からくるミスを防ぐことができません。

自信をもちにくく、社交不安症になりやすい

叱られるばかりで自信をもつ機会が乏しいうえに、ミスをくり返す自分をふがいなく感じます。そのために、不安感をもちやすく、それが社交不安症につながると考えられます。

発達障害には、いろいろなタイプがある

発達障害では、脳の成長・発達に偏りがあるために、いろいろな症状が現れます。

注意欠如・多動性障害（ADHD）のほか、自閉症スペクトラム障害、コミュニケーション障害、限局性学習症などがあります。

発達障害の特性があると、人の表情を読んだり、話の含意を汲んだりといったコミュニケーションの「技術」が苦手な場合が多いため、対人関係に苦労しがちです。ADHDに限らず、発達障害は社交不安症につながりやすいといえるでしょう。

なお、発達障害はアメリカの診断基準DSMが5になり、アスペルガー症候群が自閉症スペクトラム障害に含まれるなど、DSM-Ⅳの診断名がいくつか変更になっています。

▼ADHDのある社交不安症の患者さんの診断

	不注意型	混合型
不安の程度	45.6	40.4
回避の程度	43.8	36.4
総合点	89.4	76.8

ADHDの不注意型の人と、混合型の人の、LSAS（7～8ページ参照）の平均点。いずれも得点が高く、症状が強いことがうかがえる

Ahmet Koyuncuら『Journal of Attention Disorders』2015

原因

脳の働きのアンバランスが不安を強める

喜びや悲しみ、不安といった感情はすべて脳から生まれます。不安が強いのは、脳の働きにアンバランスがあるためと考えられます。どの部位が影響しているのか、徐々にわかってきました。

社交不安症にかかわる部位

社交不安症では、恐怖をつかさどる部位だけではなく、さまざまな感情にかかわる部位の活動が乱れていることがわかってきました。

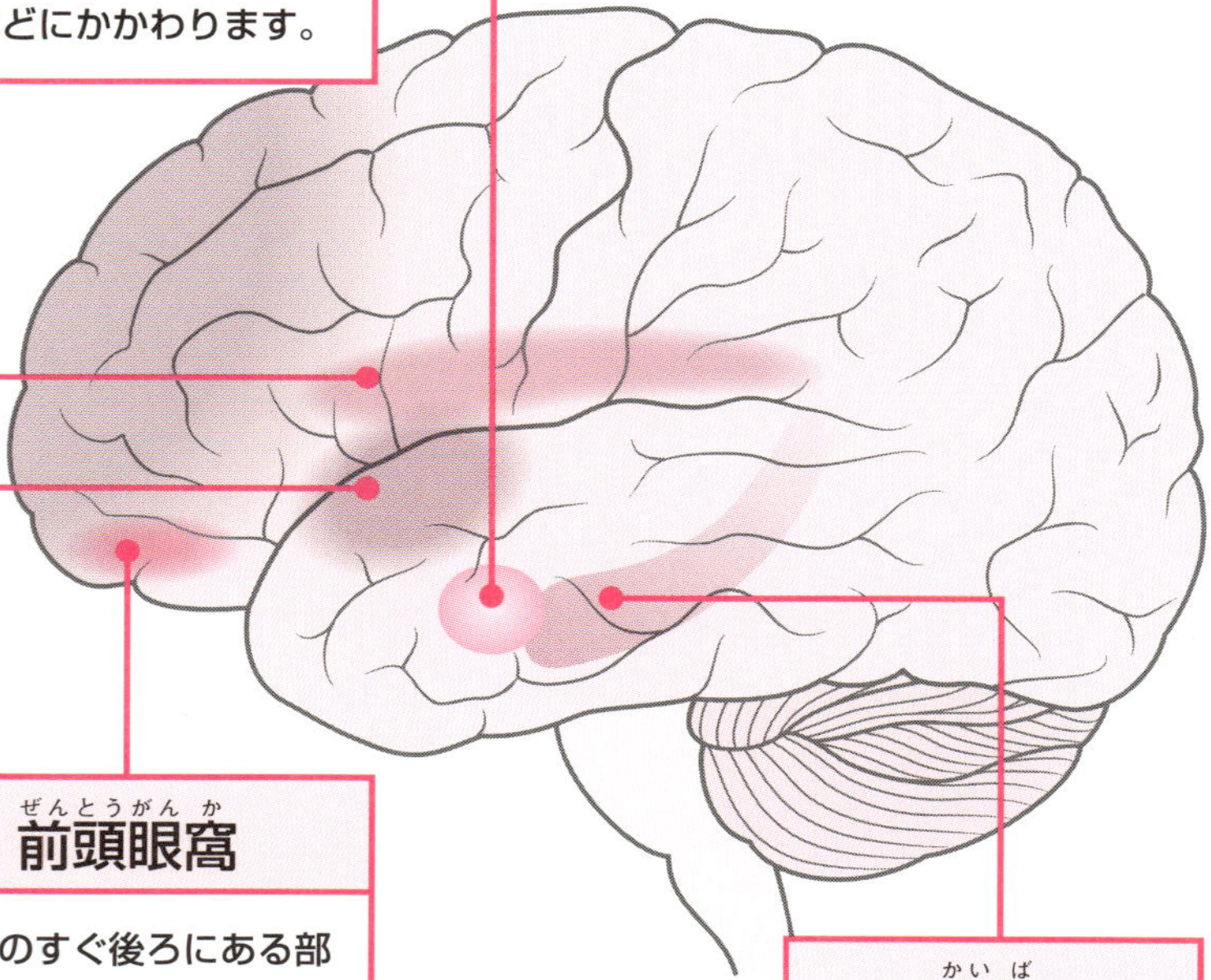

扁桃体《へんとうたい》

不安や恐怖をつかさどる部位。とっさに体がすくむような反射的な恐怖、状況判断に伴う不安感などにかかわります。

前頭眼窩《ぜんとうがんか》

目のすぐ後ろにある部位。意思決定や「その人らしさ」にかかわり、脳の部位でも個人差が大きいといわれています。

海馬《かいば》

記憶をつかさどる部位。一時的に記憶をとどめておく働きを担います。社交不安症では、どんな状況で強い不安を感じるかといった「条件付け」にかかわると考えられています。

恐怖や記憶をつかさどる部位が関係している

社交不安症では、脳の扁桃体と海馬、前頭眼窩などが関係していることがわかっています。

社交不安症の人の脳の働きを特殊な検査で調べたところ、「人前でスピーチする」「否定的な表情を見る」などの状況で、扁桃体を中心に、認知や不安に関する部分の活動が過剰になっていました。別の実験では、拒絶過敏性（12ページ参照）にかかわる前帯状皮質、島が過活動になっていました。

ところが、脳は過活動が続くと、その部分の形態的変化をきたすことがあります。そして二次的にうつ病が併発するなど、いろいろな病状が発展していくと考えられます。

拒絶過敏性にかかわる部位

社交不安症とかかわりの深い拒絶過敏性では、前帯状皮質や島の働きが関係していると考えられています。

前帯状皮質が良い状態だと……

思考が柔軟になり、ひとつの考えにこだわりません。問題に直面したときに、ひとつの解決法がうまくいかなくても、別の方法を探すことができます。

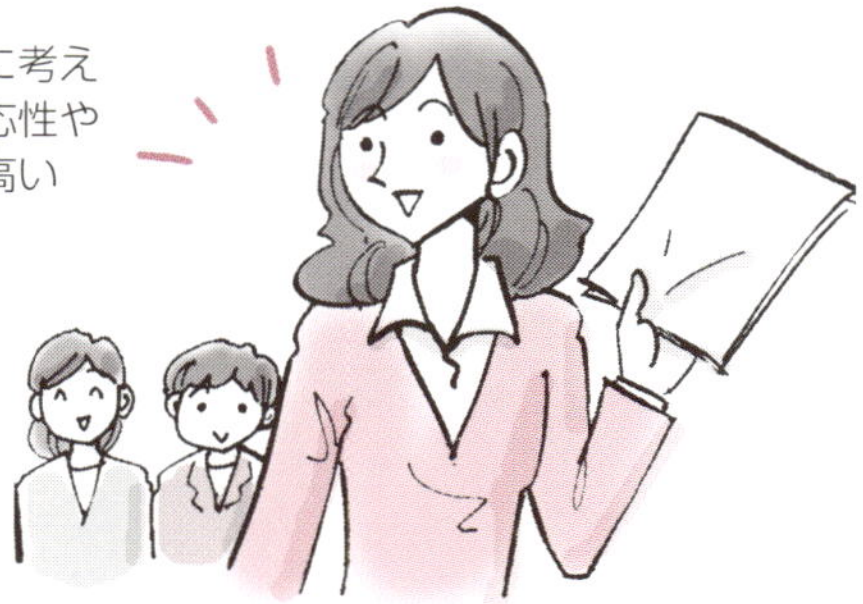

臨機応変に考えられ、順応性や協調性も高い

過活動になると……

ものごとの考え方が硬直してしまい、ひとつの考えに固執したり、つらい思い出や失敗にとらわれて後ろ向きな思考にはまり込んだりします。

前帯状《ぜんたいじょう》皮質《ひしつ》

脳の内側の部位で、感情や本能と深くかかわる部位。特に、認知と感情を関連づける働きを担っています。

島《とう》

脳の中ほどの奥にあり、急な感情の動きのコントロールや、自意識にまつわる心の働きに関係します。

痛みなどの不快な感覚を受け取るため、ネガティブな感情と深く結びつきやすく、社交不安症や、うつ病などで、活動に変化が起こります。

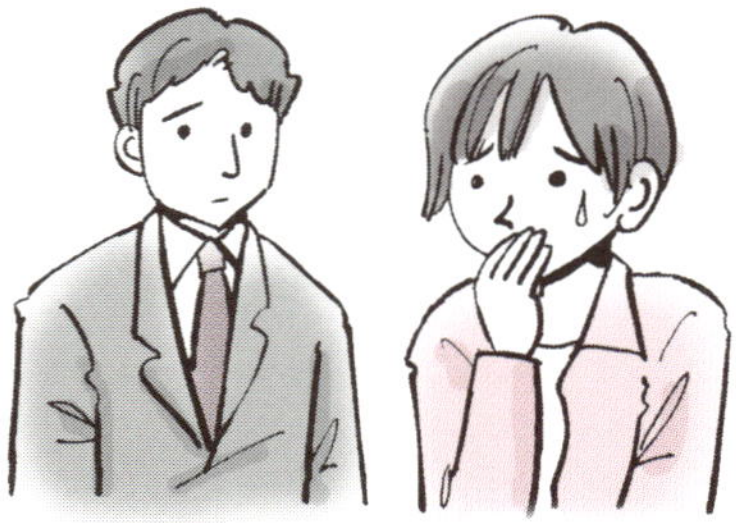

うそをついたときに、ドキドキするなどの反応を引き起こすのも、島の働き

脳と症状、どちらが先かはまだ不明

脳の働きと社交不安症、うつ病とは深い関係があることは明らかです。ただし、脳の働きにアンバランスがあるから社交不安症が起こるのか、社交不安症になったために脳に変化が起こるのかは、まだわかっていません。

経過①

人を避け、孤立や引きこもりにつながる

社交不安症があって、不安が強い状態が続くと、心の健康が損なわれていきます。やがて、人とのかかわりに、支障をきたすようになってしまいます。ほかの病気を合併する危険も高まります。

社会的・精神的に悪化していく

社交不安症は人とのつきあいがなくなっていくことが大きな問題です。孤立し、社会的な生活が送れなくなります。ほかの病気を併発しやすいことも、さらに社会的孤立を進めます。

そのままでは改善しない

気のもちようや精神力を鍛えればなんとかなると思われがちですが、根本にある不安に対処しない限り、自然に改善することはありません。

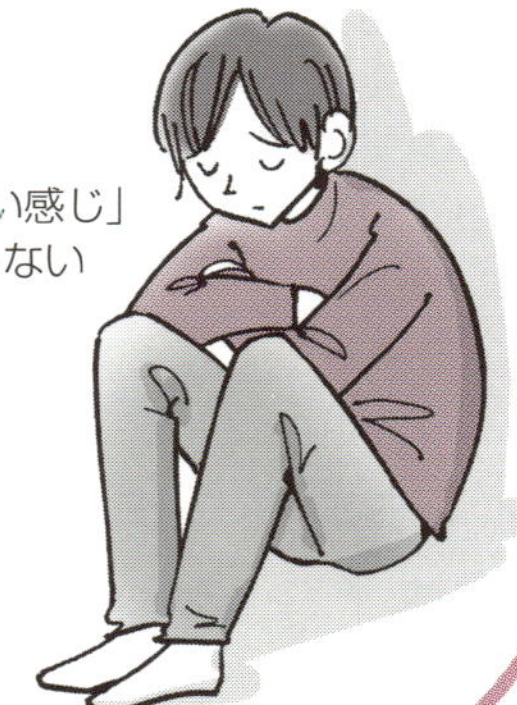

心の状態は

不安抑うつ発作（36ページ参照）が起こることもある

ほかの病気を合併してくることが多い

不安症
パニック症（パニック障害）、広場恐怖症など、ほかの不安症を伴う人はかなり多いです。（42ページ参照）

アルコール依存症
（43ページ参照）

不安うつ病
不安症に伴ううつ病は、一般的なうつ病とは症状などが多少異なるため、「不安うつ病」として区別する考え方があります。（41ページ参照）

人とのつながりがなくなっていく

社交不安症は自然に改善することはまずありません。なんとかしようと思えば思うほど、症状に意識が向いてひどくなるという悪循

社会的には

人とのかかわりが少なくなる

人と接するのがつらいために、学校や会社そのものから撤退します。周囲の人からは、「そんな理由で転職するの？」などと驚かれることもしばしばです。

不登校
クラスに溶け込めず、学校生活がつらくて登校できなくなります。早ければ中学生から始まります。

転職
営業や接客業など、人とかかわる仕事を避け、ひとりでできる職業を求めて転職をくり返す人もいます。

退職
仕事上の苦痛が大きすぎるために、辞めてしまう人も。社交不安症の患者さんの、およそ４割は無職というデータもあります。

休職
プレゼンや会議、打ち合わせなど、苦手な場面から逃れようと、休職する場合があります。また、うつ病を併発し、休職せざるを得ない場合もあります。

他人と深い関係が結べない

学校や職場で人と社会的なつながりがもてません。友人、仲間などプライベートでの深い関係をつくるのもむずかしくなり、恋愛・結婚にも支障をきたします。

引きこもり・孤立

不登校や退職は、引きこもりの原因になります。また、休職や転職をくり返していると、人間関係を築くのがますますむずかしくなり、孤立を深めてしまいます。

環に陥ります。

その結果、集団に溶け込めず孤立したり、重症になると引きこもりを招いたりします。

特に、社交不安症で困ることが増えるのは社会人になってから。そのため、休職・退職による経済的な問題も大きくのしかかってきます。

また、社交不安症の根本にある強い不安感から、別の不安症やうつ病を伴うようになる人も少なくありません。対人恐怖や回避行動がひどくなって、パーソナリティ障害に至る恐れもあります。

経過②

「不安抑うつ発作」が起こることがある

ひとりで部屋にいるとき突然、不安が高まり、いたたまれなくなってきて、どうしようもなくなることがあります。発作的におそわれるこの状態を「不安抑うつ発作」といいます。

夕方から夜にかけて
起こることが多い

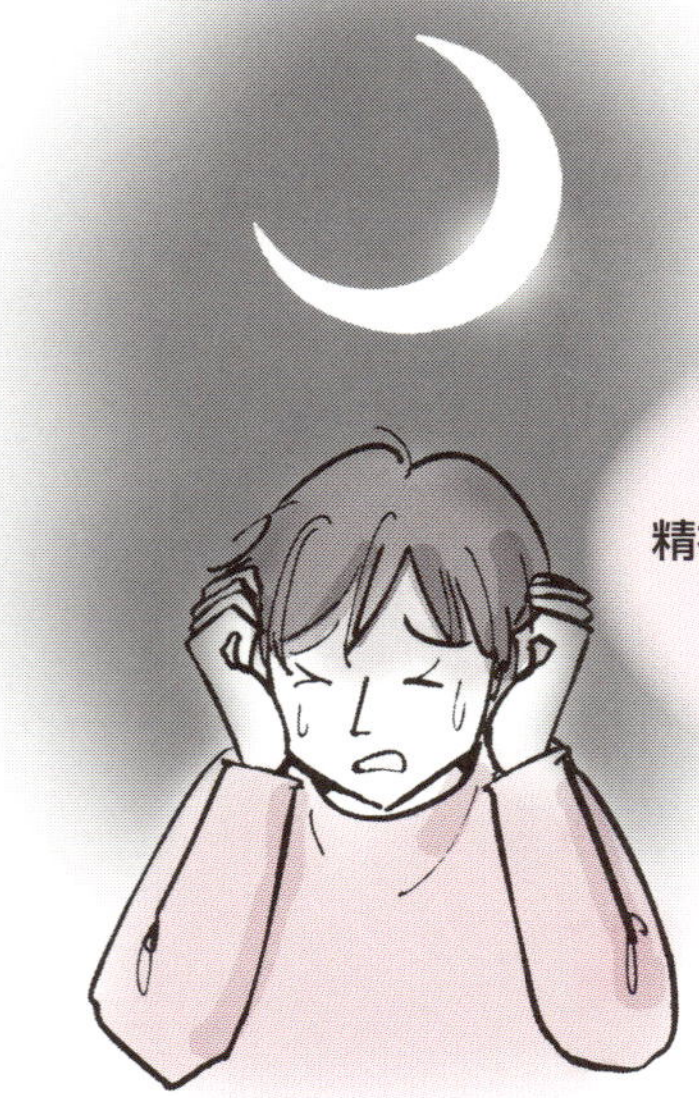

つらい気持ちがおそいかかる

「発作」の名のとおり、抑うつ感、不安や恐怖、焦燥感などがおそいかかり、巨大な感情の波にのまれてしまいます。

最初に涙が出てくる

精神的な症状より先に、突然、わけもなく涙があふれて止まらなくなります。その後、さまざまな身体症状を伴う場合もあります。

息切れ

胸がドキドキする、痛む

めまい、ふるえ

体が冷えたり、ほてったりする

過去のつらい記憶が呼び起こされる

発作中に、以前経験した嫌な思い出が、突然頭の中によみがえることがあります。そのときの気持ちまで思い出し、つらさが増します。

抑うつ感や、強い悲しみ

自己嫌悪

むなしさ、無力感

不安、焦燥感

自分を責める気持ち

など

つらい気持ちがわき上がって止まらなくなる

涙に続いて、激しい不安やイライラ感がわき上がります。さらに、自分の境遇を悲しんだり、周囲の人に嫉妬したりと、むなしさや強い焦りにおそわれることもあります。

対応法も問題になる

発作のつらさを紛らわせるために、自分を痛めつけたり、身近な人に助けを求めたりします。

▼発作時の対応法＊

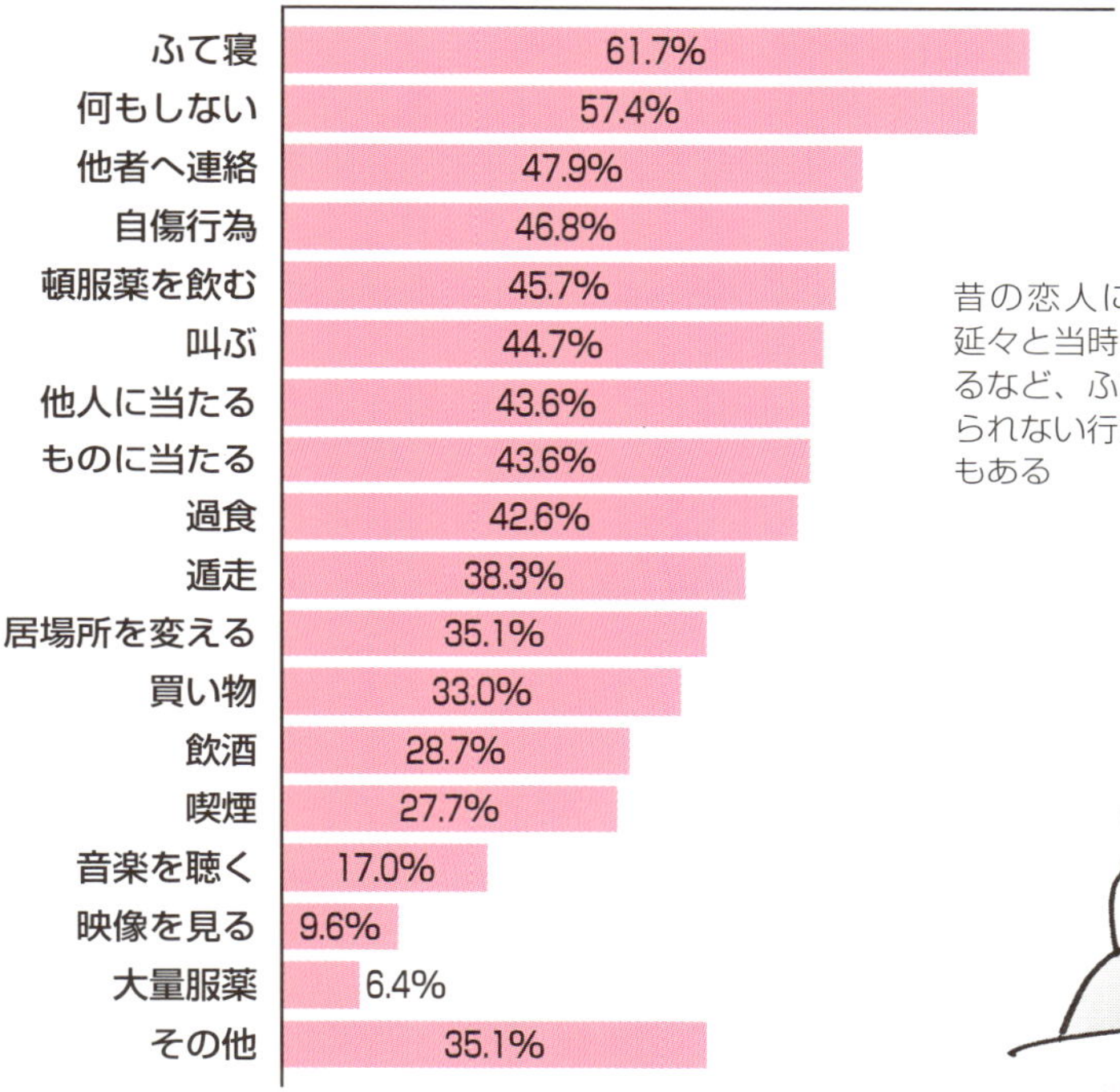
ふて寝 61.7%
何もしない 57.4%
他者へ連絡 47.9%
自傷行為 46.8%
頓服薬を飲む 45.7%
叫ぶ 44.7%
他人に当たる 43.6%
ものに当たる 43.6%
過食 42.6%
遁走 38.3%
居場所を変える 35.1%
買い物 33.0%
飲酒 28.7%
喫煙 27.7%
音楽を聴く 17.0%
映像を見る 9.6%
大量服薬 6.4%
その他 35.1%

不安抑うつ発作のある患者さん94名に対して、発作時の対応法についてアンケートした結果（複数回答）。発作が起こったときの状況や、そのときの程度によって、対応法が異なる

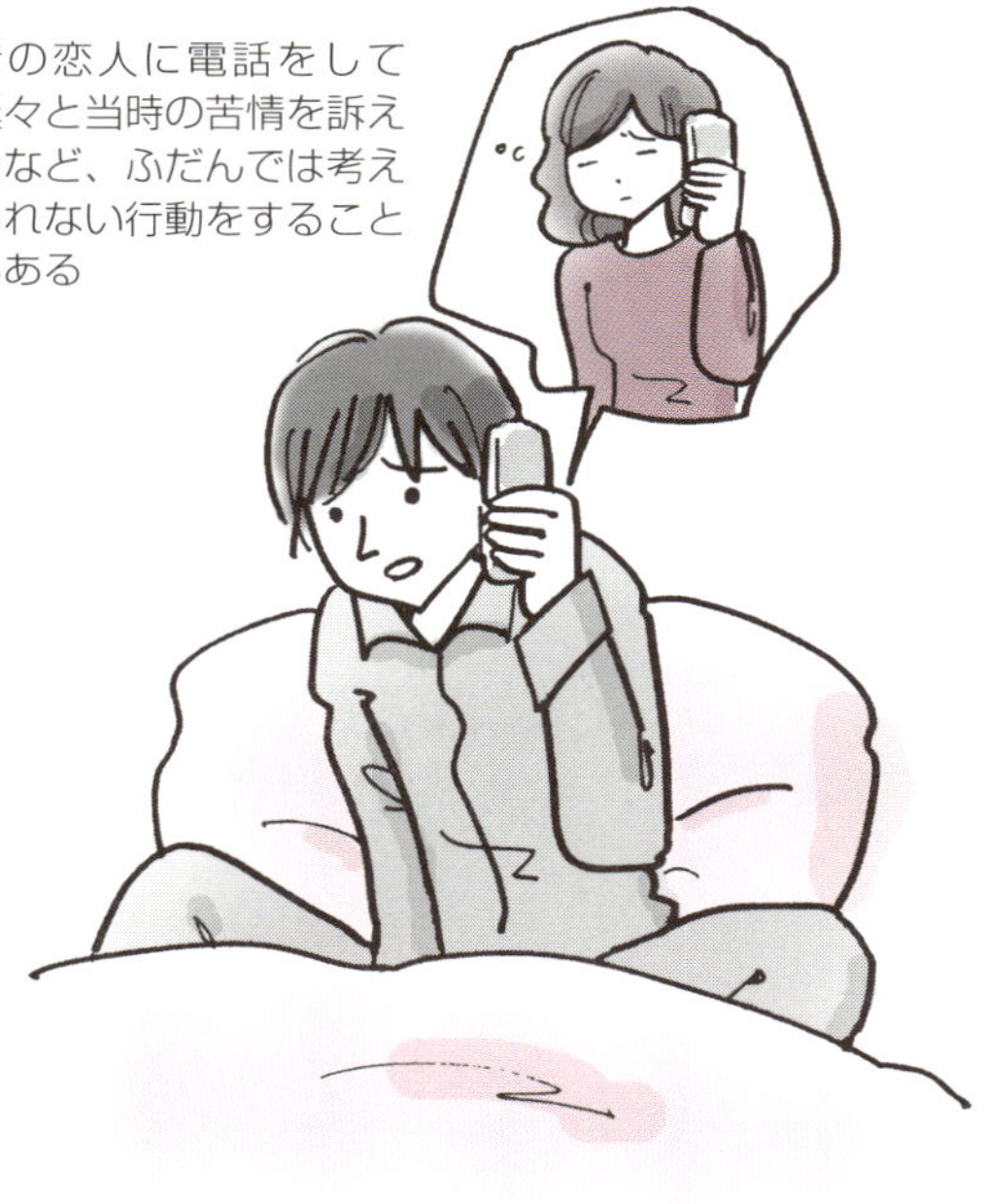

昔の恋人に電話をして延々と当時の苦情を訴えるなど、ふだんでは考えられない行動をすることもある

半数の患者さんに起こっている

不安抑うつ発作とは、その名のとおり、強い不安感や抑うつが、突然、発作的にわき上がる状態です。もともと、パニック症（42ページ参照）や、非定型うつ病で起こることがわかっていました。その後の研究で、社交不安症でも四四パーセント＊の患者さんが不安抑うつ発作を経験していることがわかったのです。

問題行動を起こしやすい

不安抑うつ発作は、発作じたいがつらいだけでなく、つらさを紛らわすための行動が、さらに問題を大きくします。

気持ちが落ち込むだけの場合は、ふて寝をするなどやりすごすことができるようですが、不安や焦燥感、悲哀感が強い人は、リストカットなどの自傷行為や過食、飲酒などの問題行動を起こし、周囲を巻き込んでしまいます。

＊金剛出版『社交不安症の臨床』貝谷久宣、NPO 不安・抑うつ臨床研究会編

受診先

精神科や心療内科で相談しよう

社交不安症は、治療を受ける人がまだまだ少ない病気です。また、専門科以外を受診して「異常なし」といわれ、「なんとかしたい」と思いながらあきらめている人が多いのも実情です。

治すためには医療機関へ

社交不安症の治療をおこなっているのは、精神科と心療内科です。

●精神科
●精神神経科
●メンタルクリニック
●こころの外来　など

以前は「精神科」という名前に抵抗を感じる人が多かったため、いろいろな診療科名や医療機関名が使われています。いずれも、「心の病気」を診断し、治療します。

●心療内科

その名のとおり、心の治療をおこなう内科です。心の問題が体の症状を引き起こす病気の治療にあたります。

受診前に考慮したいこと

社交不安症にくわしい医師を選ぶのも大切ですが、通院のしやすさも考慮しましょう。バスや電車に長時間乗らなければならないと、通院そのものが不安の原因にもなってしまいます。

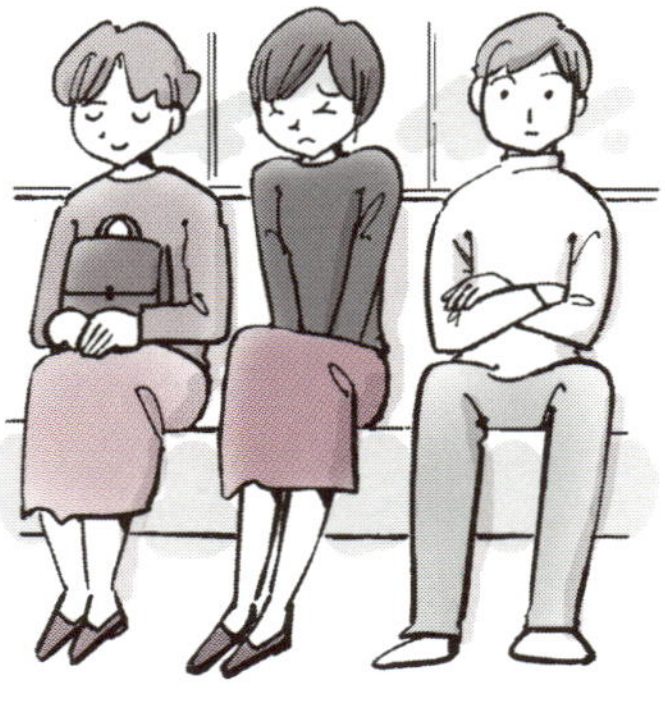

通いやすさも大切。通院が苦痛になるのは NG

紛らわしい病気もある

社交不安症とよく似た症状を起こす病気があるため、症状によっては内科、精神科、心療内科でも、これらの病気を検査する場合があります。

◆パーキンソン病

脳内のドパミンという物質が減少する病気で、ふるえや筋肉のこわばりが現れます。緊張すると症状がひどくなる点も、社交不安症とよく似ています。

◆本態性振戦

手や首などがふるえる病気です。原因はまだわかっていませんが、遺伝性があります。緊張すると、症状がひどくなるのも特徴です。

◆甲状腺機能亢進《こうしん》症

新陳代謝を促す甲状腺ホルモンが過剰に分泌されるようになります。発汗やふるえ、動悸などが起こります。

体の病気を疑う人も多い

手のふるえや発汗など、体の症状を強く意識する人は、内臓の病気を疑って内科を受診しがちです。

△

●内科
●神経内科

内科は内臓をみる科で、神経内科は精神神経科と名前こそ似ていますが、専門はまったく異なります。これらの科では、社交不安症とよく似た症状を起こす病気を調べることはできますが、社交不安症そのものの診断・治療はおこないません。

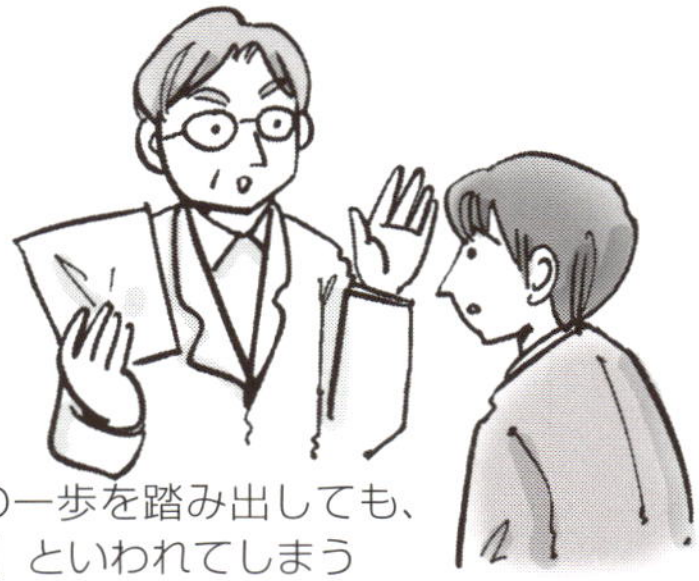

治すための一歩を踏み出しても、「異常なし」といわれてしまう

受診率がとても低い

社交不安症の受診率の正確な数字は出せないのですが、非常に低いといえます。

もともと、本人が「性格だからしかたがない」と思い込んでいることや、内科などを受診して「問題ない」といわれ、あきらめている人が多いのです。

社交不安症をよく知る医師を選ぶ

医療従事者に社交不安症にくわしい人が少ないのも、大きな問題です。内科などから精神科につながらないだけでなく、精神科の医師でも、社交不安症ではなく、うつ病として治療しているケースが多いと考えられます。

受診の際には、書籍やインターネットなどで専門医を探す、かかりつけ医から紹介してもらうなど、社交不安症にくわしい医師を選ぶとよいでしょう。医師との相性も判断材料のひとつです。

診察では

いつ、どんなときに困るかをくわしく話して

診察は、適切な治療のスタート地点です。症状だけではなく、「どのくらいつらいか」「日常生活でどんな支障があるか」も医師に伝えましょう。

困りごとは具体的に伝える

社交不安症の診断は、数値や検査だけでできるものではありません。診察では、困っていることをできるだけ具体的に伝えましょう。

問診

診断にはもっとも大切なプロセスです。たとえば、「人前で話すのが苦手」という場合は、「どんな状況なのか」「頻度はどのくらいか」「そのときにどんな症状が起こるか」など、具体的に話します。

問診で伝えたいこと

- いつごろから悩んでいるのか
- いちばん悩んでいること
- 生活上、どんな制約や不便が出ているか
- どんな対応法をとっているか
- これからどうしたいのか

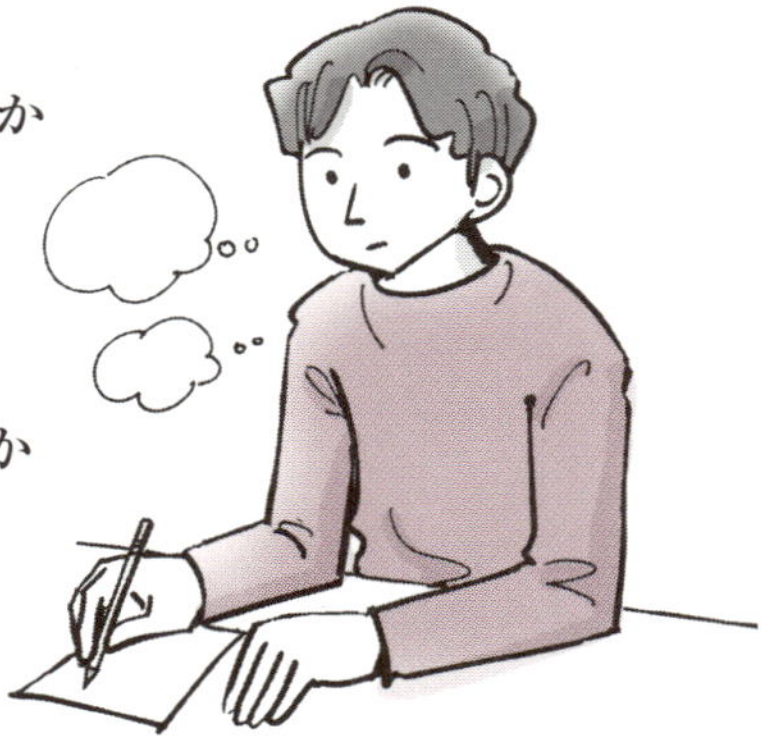

問診をスムーズに進め、緊張しすぎないためにも、症状や経過をメモにまとめておくとよい

検査

社交不安症と似た病気（39ページ参照）が疑われる場合は、血液検査などがおこなわれます。

診断・治療開始

社交不安症と診断がついたら、治療が始まります。薬物療法が一般的ですが、最近は認知行動療法を取り入れる医療機関が増えています。

症状が診断の決め手になる

社交不安症と、いわゆる「あがり症」の境界がはっきり分けられないように、「どの程度から治療が必要か」というのも規定はありません。また、症状の程度と、本人が感じる苦痛が比例しない場合も少なくありません。

診察では、いつ、どんな場面で、どのような症状が起こるのか、それにより、どんな苦痛や支障があるのかをくわしく伝えましょう。

診断名は変わることがある

社交不安症にはほかの病気を合併することが少なくありません。また、似た症状が現れる病気もあります。そのため、最初から社交不安症と診断されなかったり、経過をみながら診断名が変わったりすることもあります。

正確な診断のためにも、自覚症状や困っていることは、恥ずかしがらずに伝えましょう。

関連する心の病気

社交不安症には、症状が似ている病気があります。社交不安症じたいは心の病気としては比較的軽度だといえますが、うつ病と合併すると、深刻になる場合があります。

似ているが別の病気

統合失調症

「人に会うのが怖い」「視線が気になる」などの症状が起こります。社交不安症として治療するうちに、実際には統合失調症のサインだったとわかることがあります。

合併しやすい

うつ病（不安うつ病）

うつ病のひとつですが、症状の現れ方が一般的なうつ病と違います。社交不安症が先にあり、うつ病の症状も現れてきます。

下記の特徴のうち、①があり、②〜⑥に２つ以上当てはまれば、不安うつ病の可能性が高い

特徴
①強く落ち込むが、良いことがあれば気分が明るくなる
②食欲増進、体重増加
③いくらでも眠れ、過眠
④手足が鉛のように重い
⑤他人の顔色を強くうかがい、対人関係に過敏
⑥夕方から夜にかけて気分が悪い

似ているが別の病気

回避性パーソナリティ障害

人とのつきあいを完全に避けようとして、引きこもったり、他人に心を見せようとしなくなったりします。社交不安症と区別がむずかしい場合があります。

猜疑《さいぎ》性パーソナリティ障害

自己臭恐怖や視線恐怖が強くなり、「みんな自分のことをばかにして見ている」「臭いと思われている」と思い込んで、否定しても聞く耳をもちません。

合併

ほかの不安症を伴っている人も多い

社交不安症以外にも、特定の対象に強い恐怖や不安を感じる病気があります。診断や治療の際には、その対象によって病名がつけられますが、いずれも、根本に「不安体質」があります。

不安症の根っこは共通している

不安症は、症状の特徴や、不安の対象からいくつかの病気に分類されますが、根本にあるのは「不安を感じやすい体質」。そのため、症状が似ています。併発することもよくあります。

不安体質

安心感が少ない、心が不安に傾きやすいなど、「不安を感じやすい体質」が、不安症の根底にあります。

拒絶過敏性

社交不安症の、「他人からどう見られているか」というコアの部分も、不安症に共通です。拒絶されることに過敏になり、相手に激しく反論するなど、過剰に反応します。

社交不安症

相手からどう思われるか、特に否定的に評価されることが不安なために、恥をかくことを極端におそれます。

パニック症

激しい呼吸困難や動悸、めまい、吐き気などを伴う発作を起こす不安症です。発作のつらさが、根底にある不安感をますます強め、「また発作が起こったらどうしよう」という強い不安（予期不安）にさいなまれたり、うつ病を併発したりします。人前で発作を起こして恥ずかしい思いをしないように引きこもるなど、社交不安症を伴うことが多いのも特徴です。

広場恐怖症

パニック症の80%以上の人が併発する、関連の深い不安症です。広場とは、いわゆる広いスペースではなく、人が大勢いたり、パニック発作を起こしたときに逃げ場のないような場所のこと。もしパニック発作が起こったらどうしよう、という不安が大きくなり、そのような場所に出かけられなくなり、ひどくなると引きこもりを招きます。

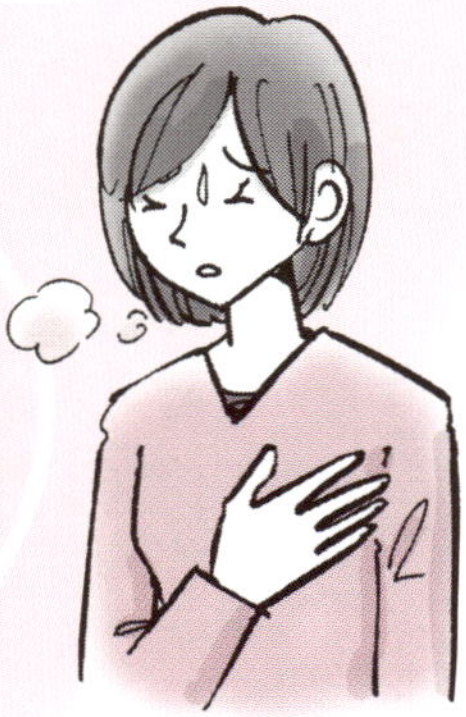

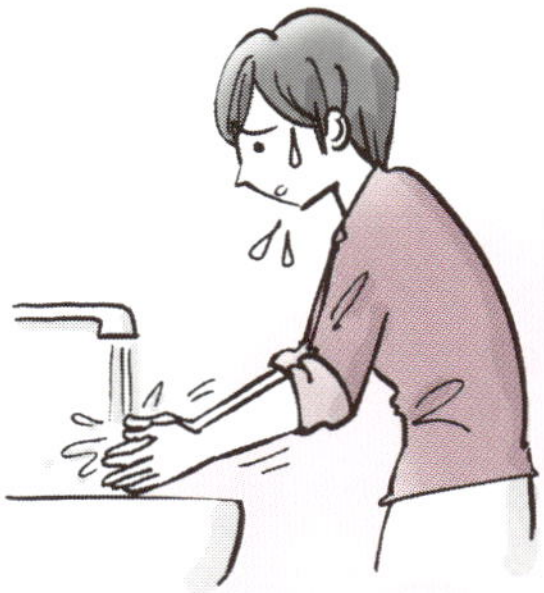

全般不安症

通常の範囲を超えて、強い不安を慢性的に感じたり、心配のあまり日常生活に支障をきたす状態です。

神経が高ぶる（過敏になる）、緊張するといった精神症状のほか、疲れやすい、筋肉の緊張からくるふるえやけいれん、肩こり、頭痛・頭重感など、さまざまな身体症状が起こります。

強迫症

「鍵をかけたか」「手を洗ったか」といったことに、病的にこだわって日常生活に支障をきたします。不安症には含まれませんが、うつ病を併発しやすいなど、不安症と関連の深い病気です。

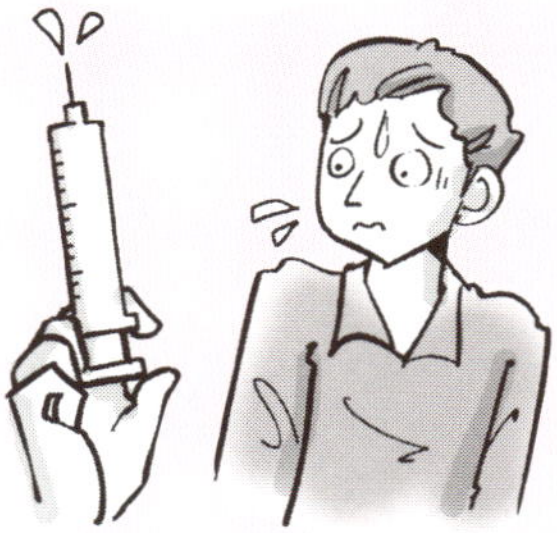

特定の恐怖症

ある特定のものに、強い恐怖を感じる症状です。何を怖がるかは人によってさまざまですが、よく知られているのは「高いところ（高所恐怖症）」「閉め切った空間（閉所恐怖症）」「針など、先のとがったもの（先端恐怖症）」などです。

このほか分離不安症、選択的緘《かん》黙《もく》なども不安症に含まれる。また、PTSD（心的外傷後ストレス障害）は、「心的外傷およびストレス因関連障害群」のひとつで、不安症とは別の分類

「不安を感じやすい」ため不安症を伴いやすい

社交不安症の根っこには、「怖がりで、不安を感じやすい体質」があります。そのため、社交不安症はほかの不安症を伴いやすく、また、別の不安症に伴って起こりやすいという面があります。

なかでも、広場恐怖症やパニック症との合併は少なくありません。また、強迫症はかつては強迫性障害という病名で、不安障害のひとつとされていました。

アルコール依存症にも注意したい

社交不安症では、アルコール依存症を併発する人が多いのも、大きな問題です。不安をやわらげるためにアルコールを飲むようになり、しだいにアルコールなしではいられなくなるのです。

社交不安症があってアルコール依存症を併発していた率が約九～一三パーセントという報告もあります。ただし、日本よりアルコール依存者が多い米国の調査です。

Grant, B.F., Stinson, F. S., Dawson, D. A., et al.
Arch Gen Psychiatry, 61（8）; 807-816, 2004

COLUMN

周囲の人へ② 不安症について知ってください

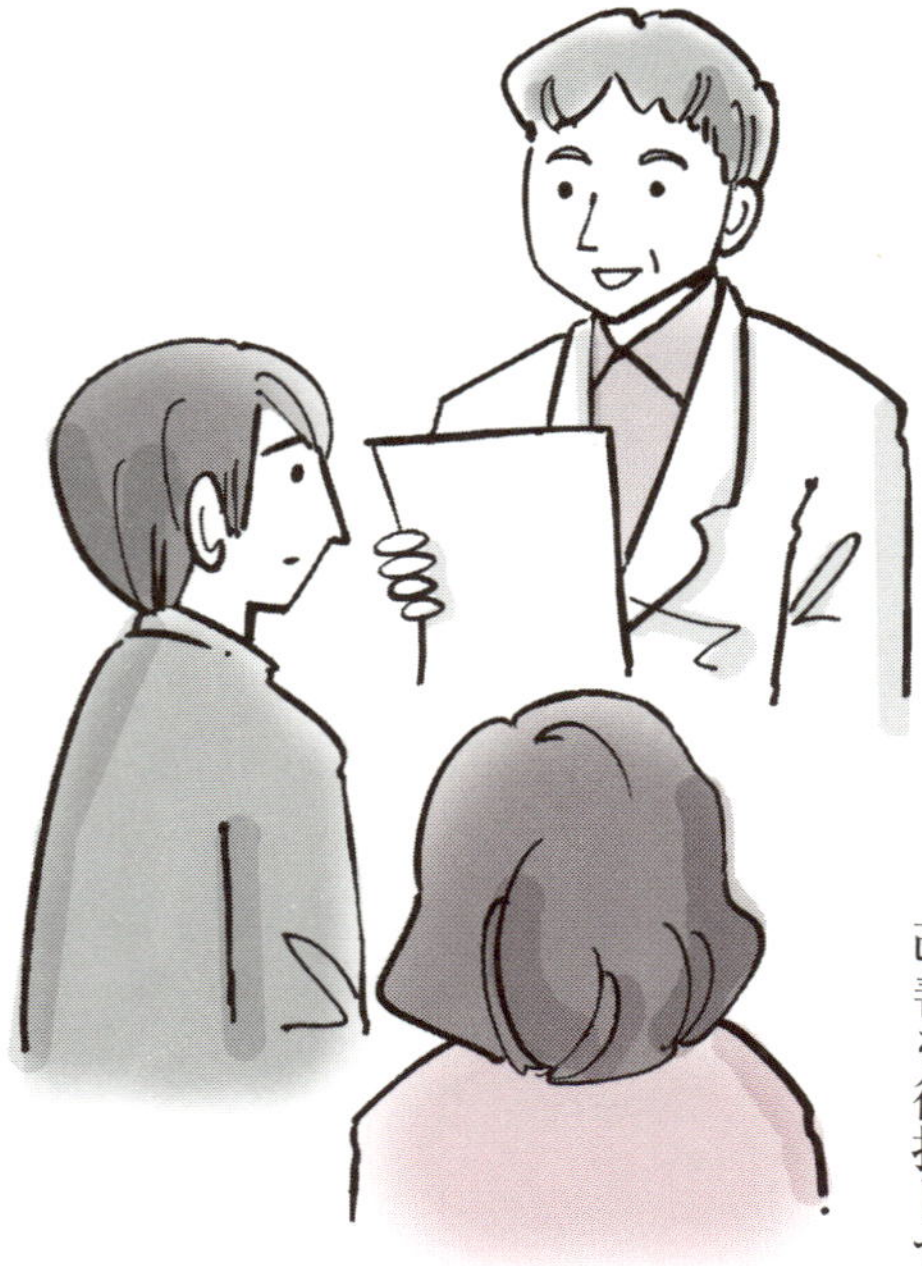

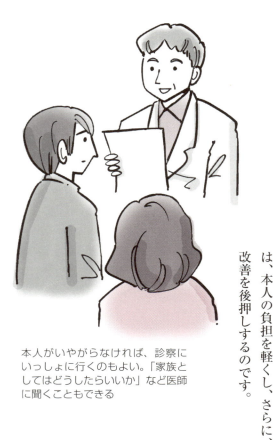

本人がいやがらなければ、診察にいっしょに行くのもよい。「家族としてはどうしたらいいか」など医師に聞くこともできる

「なぜ」と問うのは誰のためにもならない

社交不安症は、本人の体質や育った環境、恥ずかしくつらい経験など、たくさんの要因が関係して起こると考えられています。よく、周囲の人は「なぜこんな病気になったのか」「こんなふうに育てた覚えはないのに」など、原因を探しがちですが、原因をひとつにしぼることなどできません。

なによりも、「なぜ」と問うことじたいが、本人を追い詰め、気持ちを落ち込ませてしまいます。

知識はみんなの力になる

「なぜこんなことに」「社交不安症なんて病気があるのか」……。いずれも、患者さんが周囲の人から聞かれる質問です。このような「なぜ」があるときには、本で調べたり、診察に付き添ったりして、知識をもつようにしましょう。特に、患者さんが自分で認知行動療法に取り組む際には、周囲の人の理解と手助けが効果を高めます。

周囲の人が社交不安症について知り、本人のつらさに気づくことは、本人の負担を軽くし、さらに、改善を後押しするのです。

3

医療機関でおこなう治療法を知っておこう

医療機関でおこなう認知行動療法と
薬物療法を解説します。
ものごとのとらえ方を見直し、
不安をやわらげる認知行動療法は、
社交不安症にすぐれた効果を発揮します。

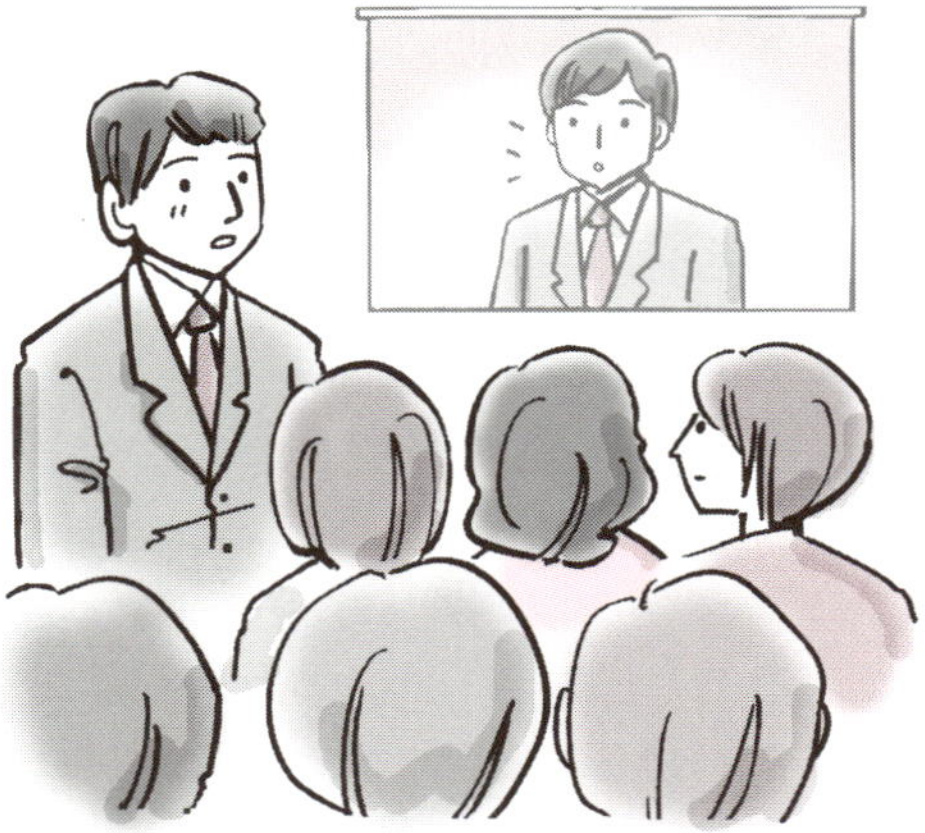

治療の進め方

認知行動療法を中心に薬物療法を併用

最近では、社交不安症をはじめとする不安症やうつ病の治療では、認知行動療法が大きな効果を発揮しています。薬物療法より有効なこともあります。

社交不安症は「不安」が大きすぎる

社交不安症は、心の中の「安心感」に比べ、「不安」が大きすぎる状態です。

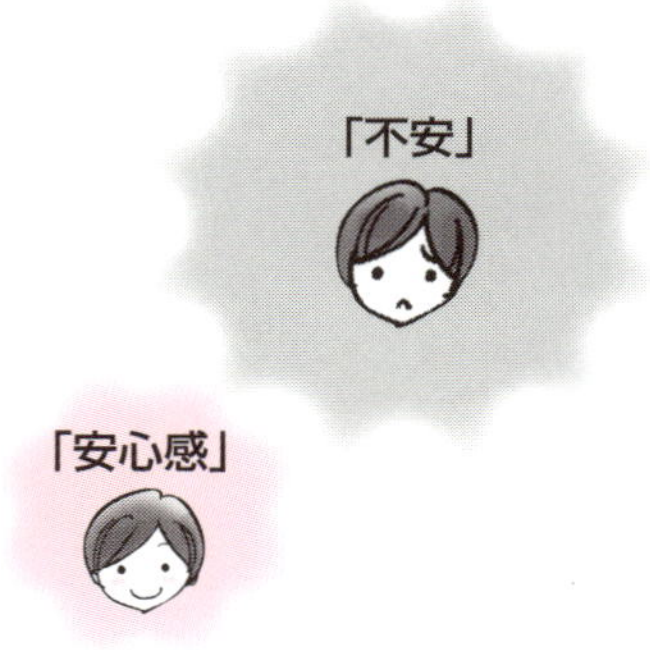

薬物療法は「不安」を小さくする

薬物療法では、薬の働きで、一時的に「不安」をやわらげることができます。

薬を使うと「不安」が小さくなる

社交不安症で使う薬は、脳の働きを整えて、「不安」をやわらげる働きがあります。すると、不安が小さくなったぶん、心の中で「安心感」が占める割合が相対的に大きくなっていきます。

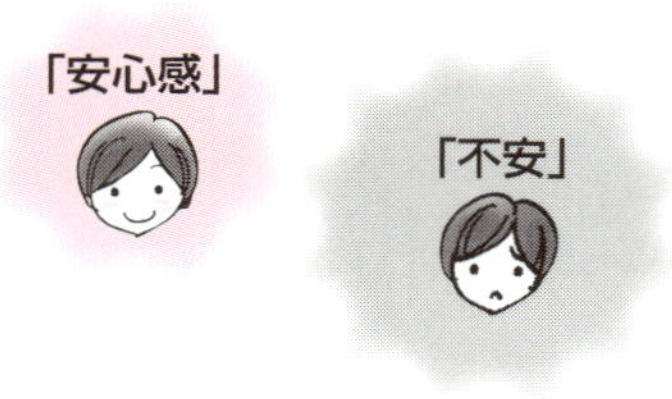

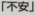

「できた！」を感じるチャンスが増え、安心感が育つ

今まで不安に邪魔されてできなかったことにチャレンジできるようになります。すると、「成功した、だいじょうぶじゃないか！」と感じる機会が増え、自分を認められるようになり、「安心感」が大きくなります。

問題

「安心感」の育ち方に個人差が大きい

「安心感」がどのくらい育つかは本人の行動しだいのため、効果にばらつきが出ます。そのぶん、再発のリスクが高まります。

薬をやめると、「不安」がぶり返すことがある

もともと「不安」が強い場合、自分だけでは「安心感」を育てきれず、薬をやめると再び「不安」が膨らんで、再発する場合があります。

認知行動療法は「安心感」を育てる

認知行動療法は、「安心感」を育てるためのプログラムです。何が不安か、その強さはどのくらいかなど、本人の症状に合わせて進められるのも大きなメリットです。

プログラムを通じて、「自分はだいじょうぶだ」という手ごたえをつかむ

日常生活だけでは経験できない気づきや成功を経験することで、より強く、かつ効率的に、自分を信頼できるようになり、安心感が育っていきます。

また、社交不安症についてしっかり学べるのも、認知行動療法のメリットです。

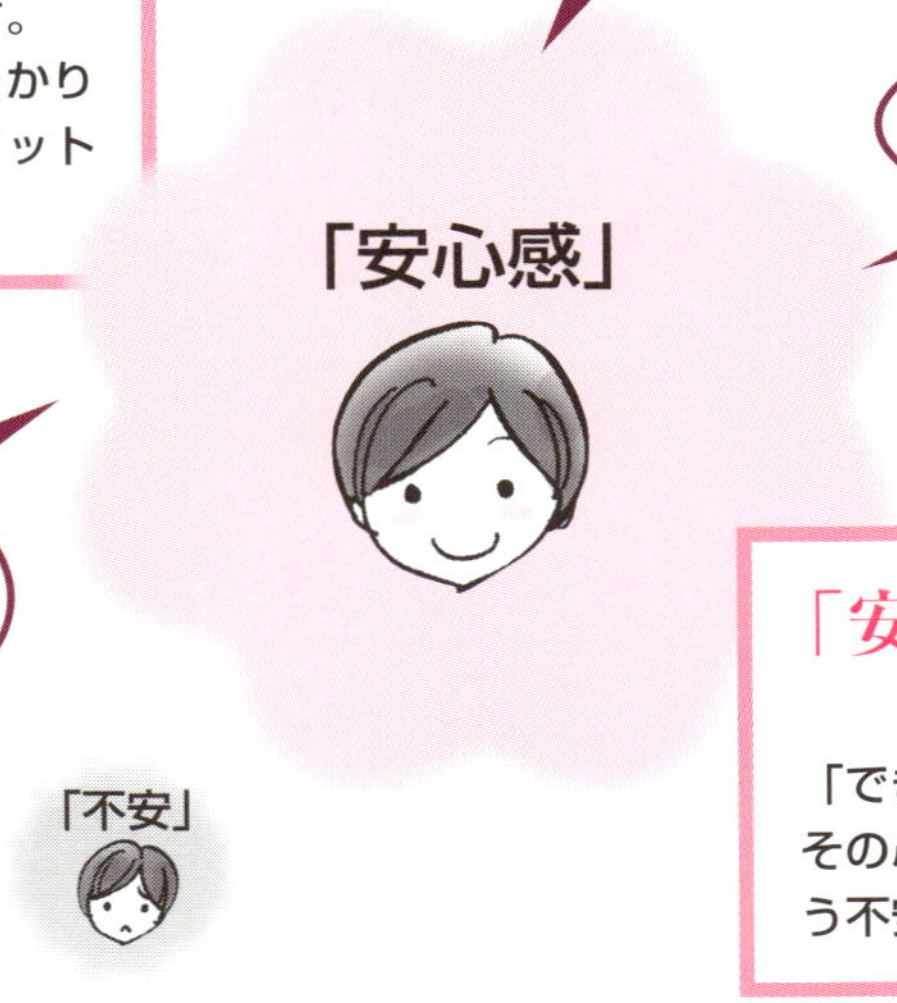

「安心感」
自分がおそれていたほど、周りに変に思われるわけではないのだな
意外とできる
他人は、そんなに私に注目しているわけではなかった
「不安」

「安心感」が「不安」を小さくする

「できる！」を積み重ねると、そのぶん「できないかも」という不安が小さくなります。

認知行動療法は再発が少ない

社交不安症の治療は、以前は薬で不安を抑えるのが主でした。しかし、薬は不安を抑えるだけなので、のむのをやめると不安がもとに戻りやすく、再発を招く危険がありました。

ところが、認知行動療法を受けると、薬物療法だけの場合に比べ、再発率が低いことがわかってきました。認知行動療法は薬物療法に比べ手間はかかりますが、そのぶん大きな効果が得られるのです。

薬物療法を先におこなうことも多い

社交不安症の程度が重い場合は、先に薬物療法を開始したほうがよいでしょう。

認知行動療法は、その名のとおり「患者さんが自ら行動し、治す」治療法です。そのため、薬である程度不安をやわらげてからのほうが、スムーズに認知行動療法に入ることができ、効果も高まります。

認知行動療法とは

ものごとを多方向から見るトレーニング

社交不安症の人は、ものごとのとらえ方、つまり認知が偏りがちです。
認知行動療法とは、認知の偏りに気づき、気持ちや行動を変えていく治療プログラムです。

ものごとのとらえ方にはクセがある

起こったことはひとつでも、それをどのように解釈するかによって、できごとの意味はいくつか生まれます。

事実はひとつしかない
客観的に見れば、事実はひとつのはずです。

できごと
私のプレゼンが終わったとき、上司がほおづえをついていた

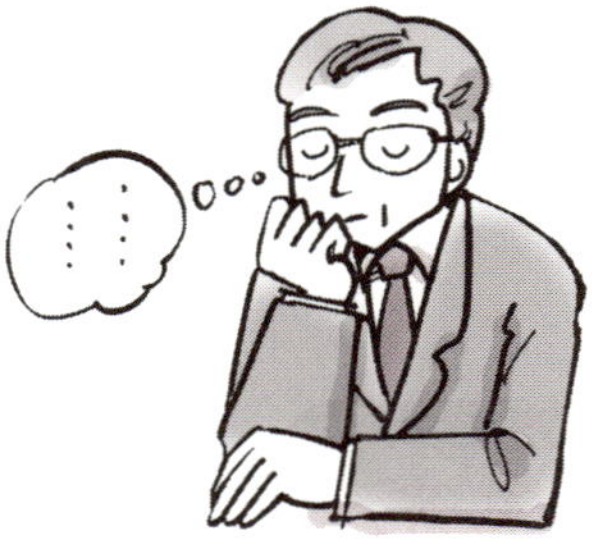

とらえ方のクセ
上司は、私のプレゼンが退屈で、ぼんやりしていたに違いない
「ほおづえをついていた」理由を、「退屈だったから」と解釈して、事実を悲観的にとらえています。

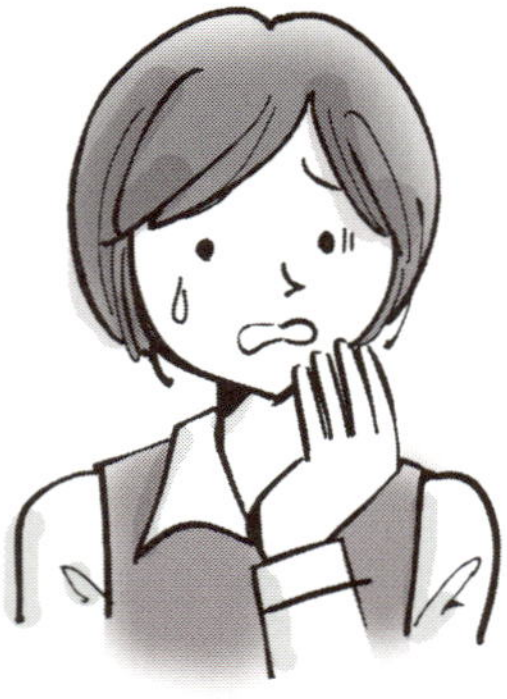

感情
・私はダメだ（絶望）
・プレゼンは苦手だ（不安・拒絶）
感情は認知から生まれます。悲観的な認知からは、マイナスの感情が起こります。

行動
・もう引き受けるのをやめよう（回避）
・もっと退屈させない工夫をしなきゃ（対策）
できごとをどのように解釈するかによって、行動パターンが決まります。

ほかのとらえ方を考えてみる

認知を変える

認知行動療法では、固定しがちな認知のしかたを見直し、その認知が適切か、偏っていないかを見直し、ほかの考え方に気づけるようにしていきます。

できごとのほかの面に目が向くようになると、感情が変わり、行動パターンが変わります。

可能性 1

・上司はいつもほおづえをついている
・クセなのかもしれない

可能性 2

・上司はここのところ残業が続いていたようだ
・疲れているのかもしれない

可能性 3

・私のプレゼンに何か不備があったのかもしれない

そんなに気にすることではないかもしれない

上司がほおづえをついていた理由がいろいろ考えられます。必ずしも自分に否定的な態度ではなかったと考えると、それほど動揺せずにすみます。

プレゼンを聞いていた同僚にも意見を聞いてみよう

プレゼンに行き届かなかった点があるとしたら、どんなところだったのか、同僚に確かめるなどの前向きな対策が考えられます。

いろいろな可能性に気づこう

「プレゼンが退屈だった」わけではなく、ほかの可能性もありました。このように認知をどうやって変えていくか。その具体的な方法を、次ページから解説します。

認知とはものごとのとらえ方のこと

認知とは、あるものごとをそのときの状況、過去の経験などと照らし合わせて、自分なりに解釈するプロセスのこと。このとき、できごとをどのようにとらえるか（認知するか）によって、起こる感情や、対応法が変わってきます。

自分の認知が絶対に正しいとは限らない

ふだんの生活では、私たちは身の周りのできごとをほとんど無意識のうちに取捨選択したり、認知したりしています。いちいち考えたり、そのほかの可能性に目を向けたりしません。そのため、自分の認知がたったひとつの答えだと思いがちです。

しかし、認知はそもそも脳の働きですから、その人の考え方のクセが、色濃く反映されます。同じできごとに遭遇しても、みんながみんな、同じように考えるとは限らないのです。

不安を知る①

無理になくそうとせず、つきあい方を学ぶ

認知行動療法は、社交不安症がどんな病気かしっかり学ぶことからスタートします。まずは、不安の役割について知っておきましょう。じつは、不安を抱くのはそう悪いことではないのです。

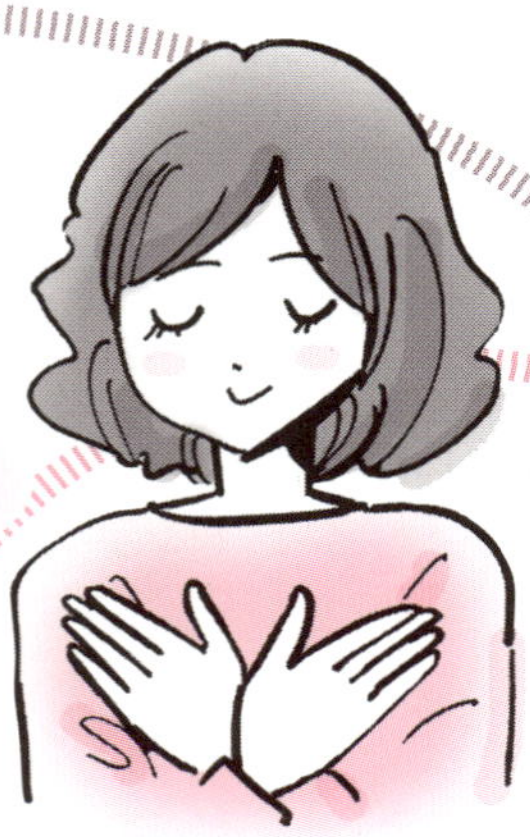

適度な不安は安全を守る

不安を完全になくしてしまうのは、快適どころか危険な状態。不安は、私たちの行動を抑制する重要な要素でもあるのです。

生命の安心を脅かすものへの不安

不安・恐怖・警戒心は、危険を早く察知し、命を守るために欠かせません。大昔の話ではなく、現代も、私たちの健康と安全を守っています。

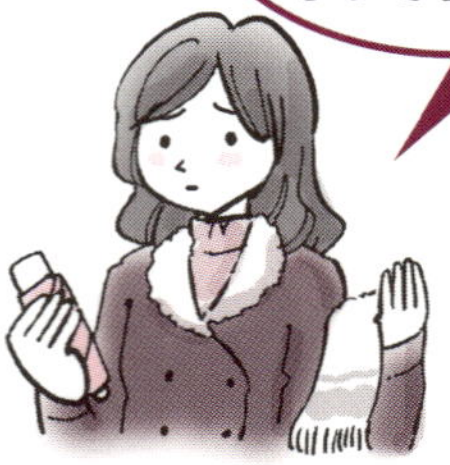

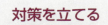

不安
今日はくもりだけど、雨が降ったら寒くなりそうだなあ
この通りは、車が多くて危ないなあ
警戒・緊張

対策を立てる

雨に備えて傘を持っていく、危険の多い道を避けるなど、健康や安全を確保する行動につながります。

でも……

不安が過剰になると

・身の周りの危険に過敏になり、動けなくなってしまう

危険の程度に不釣り合いなほどの不安・恐怖を感じると、過剰な準備をしたり、外出できなくなったりします。

社会的な安心を脅かすものへの不安

自分の評価を脅かしかねないできごとに対して、不安や緊張を感じます。社交不安症では、こうした不安が大きくなりがちです。

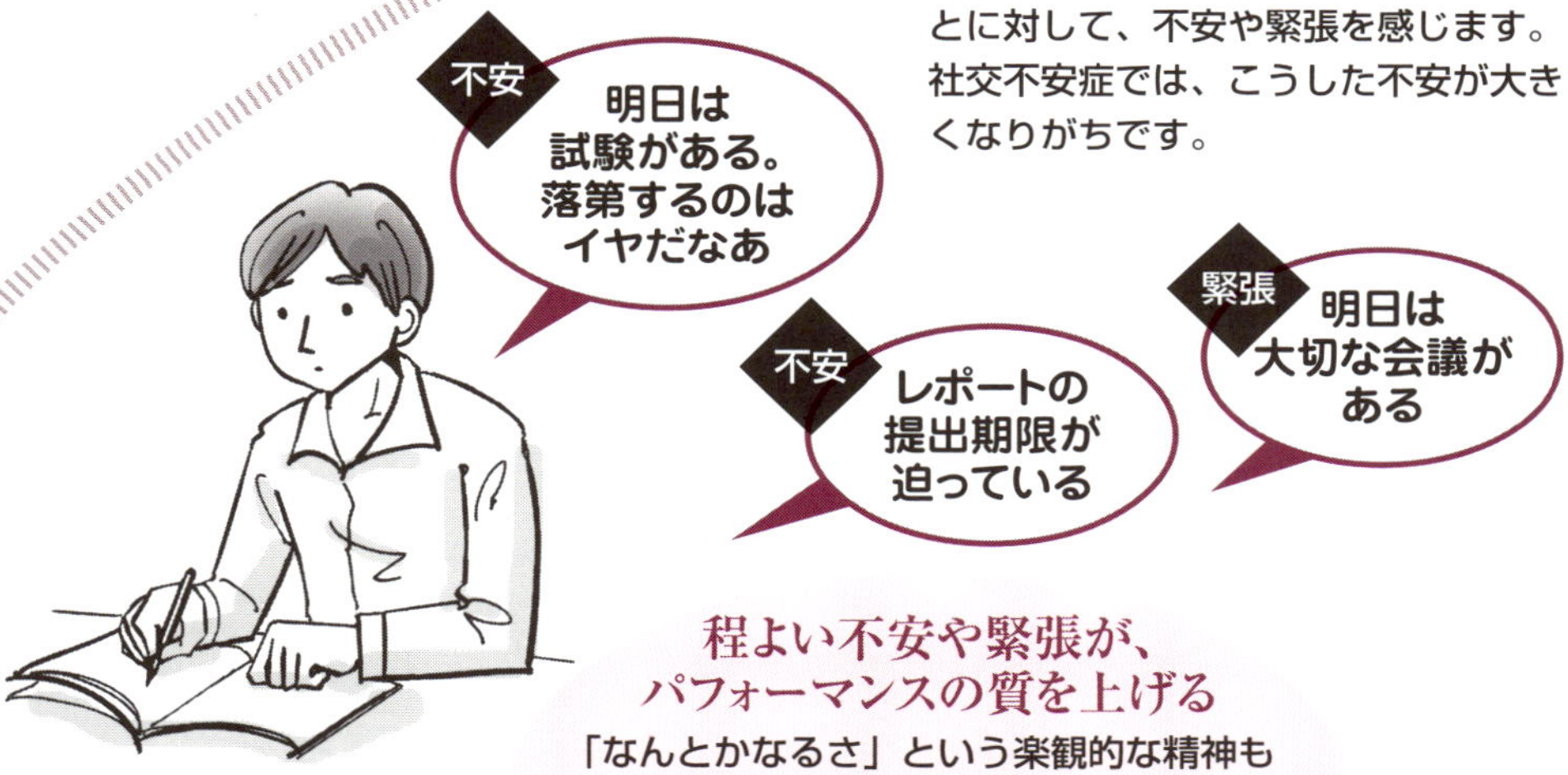
不安
明日は試験がある。落第するのはイヤだなあ
不安
レポートの提出期限が迫っている
緊張
明日は大切な会議がある

程よい不安や緊張が、パフォーマンスの質を上げる

「なんとかなるさ」という楽観的な精神も大切ですが、楽観だけでは質は上がりません。「失敗したらどうしよう」という不安が対策につながり、より良い結果を生むのです。

対策を立てる

試験勉強をしっかりしたり、会議用の資料を事前にチェックしたりといった、前向きな対策がとれます。

でも……

不安が過剰になると

・対策を立てすぎる
・不安をもたらすできごとを避けるようになる

「これでだいじょうぶ」という気持ちにならず、対策に追われるようになります。評価されることを避けて「会議に出ない」「試験を受けない」など、本末転倒な事態にもなりかねません。

不安そのものは必要な感情

社交不安症の患者さんは、しばしば「不安をなくしたい」と思い込みがちです。しかし、不安があるからこそ、私たちは安全に暮らすことができるうえ、適度な緊張は成績を上げたり、より良い結果を生むためには欠かせません。

治療では、不安をなくすのではなく、上手につきあうことを目指していきます。

不安を知る②

不安を大きくするパターンに気づこう

過剰な不安のもとになるのは、「備えすぎ」「予測しすぎ」「意識しすぎ」の三つの「しすぎ」です。それぞれ、自分のケースに当てはめて、見直してみましょう。

不安のもとは自分の中にある

不安の対象は自分以外のものですが、不安を育てるのは、自分自身の認知や行動のパターンです。認知行動療法では、「しすぎ」が過剰な不安につながることを、しっかり学びましょう。

備えるほど不安が続く

不安が大きいと安心しようと対策を立てすぎてしまいます。これがまた不安につながっていくのです。

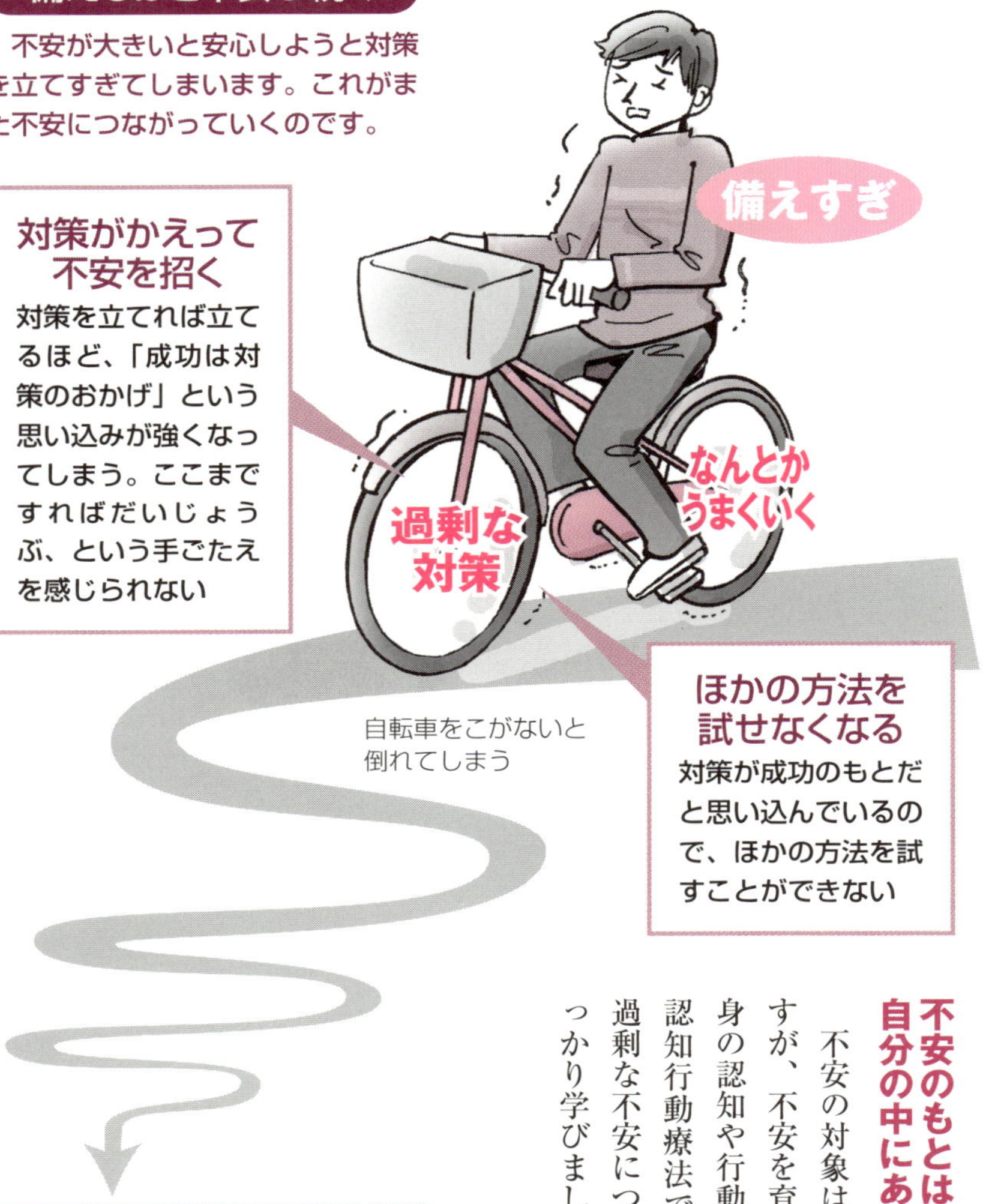

備えすぎ
なんとかうまくいく
過剰な対策
自転車をこがないと倒れてしまう

対策がかえって不安を招く
対策を立てれば立てるほど、「成功は対策のおかげ」という思い込みが強くなってしまう。ここまですればだいじょうぶ、という手ごたえを感じられない

ほかの方法を試せなくなる
対策が成功のもとだと思い込んでいるので、ほかの方法を試すことができない

不安がずっと続いていく
失敗をおそれて延々と対策を立てつづける自転車こぎに陥り、延々と不安のレールを走っていくことになってしまう

予測するほど不安が強まる

社交不安症の「備えすぎ」は、「予測しすぎ」にもつながります。しかも、不安な気持ちから常にネガティブな予測に陥りがちです。

できごと

異動になる先輩の送別会に出ることになった

気を遣う相手と、対策のとりづらい雑談をする状況は、特に社交不安症があると不安を感じやすい

予測しすぎ

もし出たら……

・苦手な上司の隣に座らなきゃいけなくなるかも
・突然スピーチをするように言われるかもしれない
・会話が弾まなかったり、話の輪に入れないかも

……きっと、そうなるに決まってる！

そうしたら、その後は……

・話のつまらない人間だと思われる
・誰も話しかけてこなくなって、孤立する
・自分がいるだけで職場の雰囲気が気まずくなる

……になるに決まってる！

・嫌なことが起こる確率を高く見積もる
・そうなってほしくないことばかり予測する

その場で起こるかもしれないことだけでなく、そのあとどうなるか、先の先までマイナスの予測を立てて、くよくよと思い悩みます。

その場では

意識しすぎ

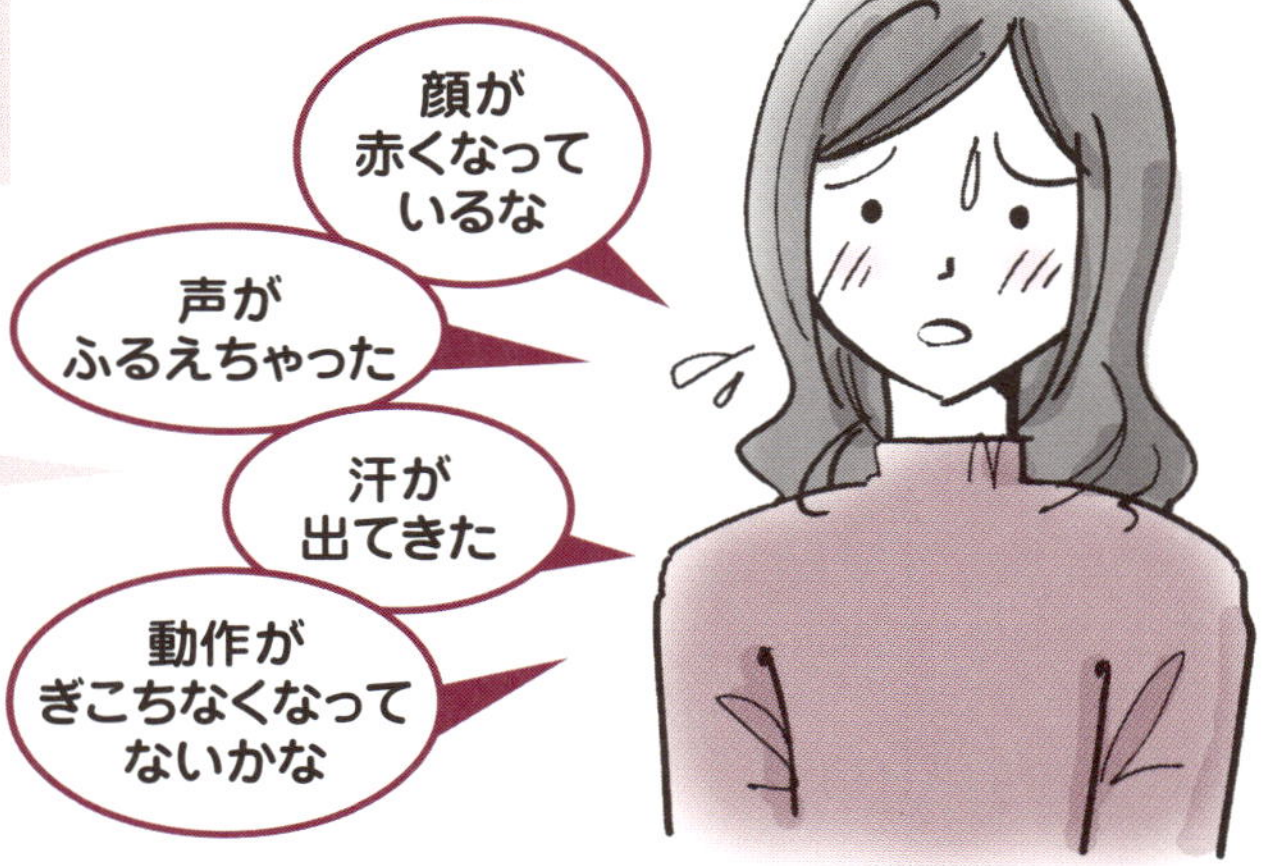

顔が赤くなっているな
声がふるえちゃった
汗が出てきた
動作がぎこちなくなってないかな

・周囲を気にしているようで、じつは自分に注目している

周囲からの評価が不安でたまらない、というと、周囲を意識しているようですが、実際には、「自分の挙動が相手にどう見られているか」が心配で、意識は自分に向いています。自分を気にしすぎて、周りを冷静に見られなくなっています。

「しすぎ」を見直す

「マイルール」は本当に必要か、試してみる

認知について学んだら、行動するプログラムに移ります。ここからはグループでおこなう方法を紹介します。まずは、過剰な対策を「マイルール」として挙げ、その必要性や効果を見直します。

自分のマイルール（対策）を書き出す

「人前でスピーチする」などの場面を想定して、自分がふだん立てている対策をすべて書き出します。

※認知行動療法には、セラピストと1対1でおこなう「個人療法」と、グループでおこなう「集団療法」があります。グループだと、同じ症状のある人がいるとわかり、安心感がもてるほか、お互いに助けあえるというメリットも。本章（第3章）のここからは、集団療法の方法を紹介しています。

マイルールのリストの例

- 聞いている人と視線を合わせないように、原稿ばかり見る
- 顔が赤いのがばれないように、資料で顔を隠す
- 緊張しても対応できるように、原稿は一言一句決めておく
- 手のふるえが見えないように、体の後ろで組んでおく
- 汗をかかないように薄着にする、あるいは汗が見えないように重ね着する
- なるべく顔を見られないように、マスクをつける

対策の多さに自分で気づける

リストアップすると、対策の量を目で見てわかり、「やりすぎているかもしれない」と気づくきっかけになります。

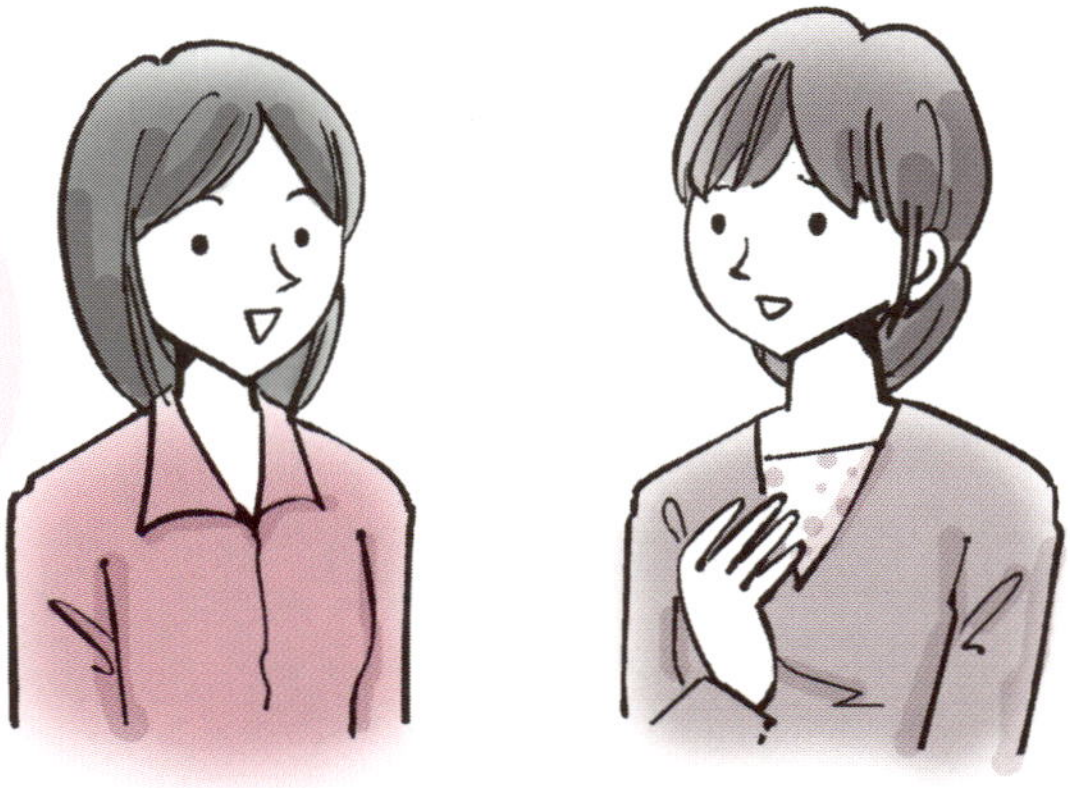

気づいたことを、グループのメンバーで話しあう

「なくていいかも」と実感してみる

自分がせずにはいられない対策に、どのくらい効果があるのか、実際に自分で体験してみます。

このとき大切なのは、「意外とできる」と感じること。何度か練習するうちに、意味のなかった対策や、必要な対策が見えてきて、「しすぎ」が改善されます。

対策のあり・なしを実感する

マイルールのリストをもとに、対策を最大限に取り入れた場合と、まったくしない場合を、それぞれ実際に試してみます。

対策あり

資料で顔を隠し、原稿を一言一句正確に読む……など、マイルールを忠実に実行します。

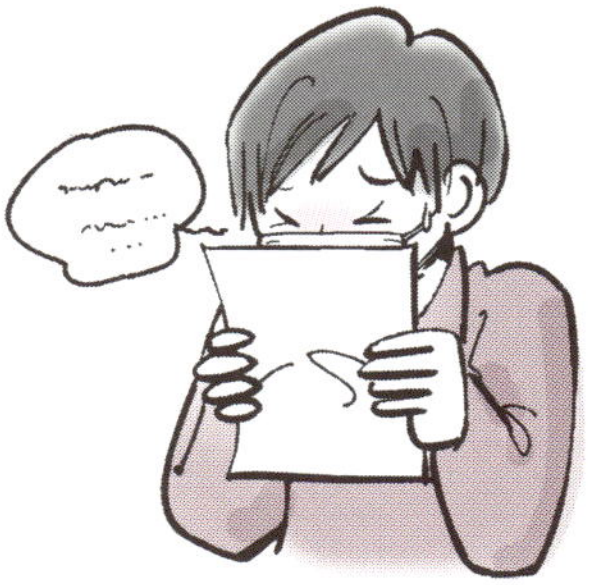

対策なし

原稿は要点だけを簡潔にまとめる、顔を隠さず自然な姿勢をとる……など、マイルールと正反対の姿勢で実行します。

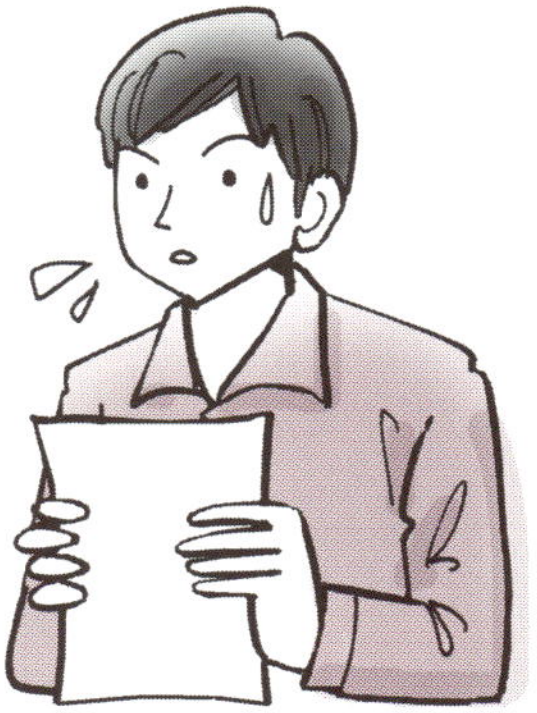

① 聞いている人の評価がよくわかる

2つのパターンを比べ、メンバーで感想を述べあいます。

「対策なしでも、声はふるえていない」

「顔を隠しているとかえって気になって注目してしまう」

など、客観的な意見が聞けます。

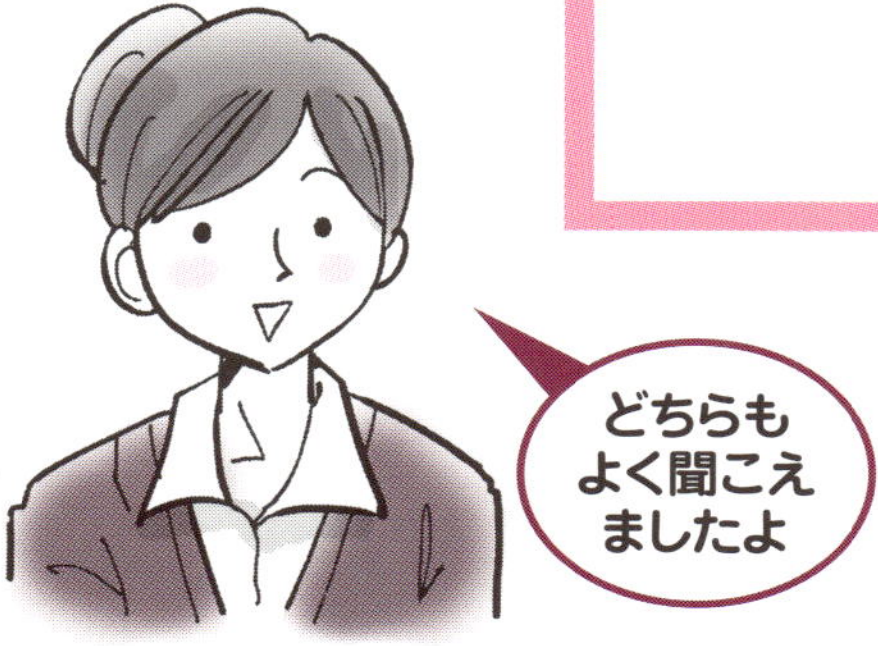

② 対策の効果を自分で判断できる

対策がなくても、それなりにできることや、対策をとっていても、緊張感が軽くなるわけではない、といったことが納得できます。

また、なくてもいい対策と、本当に必要な対策が見えてきます。

自己評価を変える

「うまくできていない」か、客観的に見る

緊張しすぎていると、自分の状態が正確にわかりません。そこで、自分の様子をビデオに撮影し、確認します。「ビデオフィードバック」と呼ばれ、認知行動療法のなかでも社交不安症にもっとも効果があるといわれます。

自分を他人として見てみる

社交不安症のある人は、自分に対する否定的な思い込みがとても強くなっています。ビデオフィードバックでは、人前で話している様子を録画し、客観的に見て評価することで、低すぎる自己評価を修正していきます。

①自分のできばえを予想して、評価表をつける

人前でスピーチや音読をするなどの課題を決め、そのときの自分の様子を予想しながら評価表をつけます。

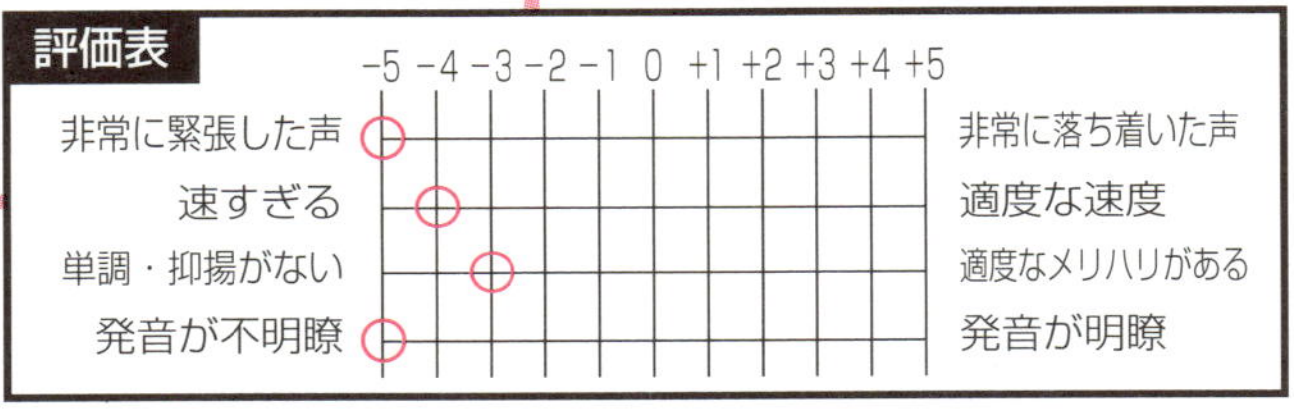

社交不安症では非常に低い点をつけがち

②人前で話す姿をビデオに撮る

グループ全員が、順番に前に出て話し、その様子をビデオに録画します。このときには、評価はしません。

自己評価が低すぎる

左のグラフは、自分が話している映像を見たときの自己評価と、他人による評価のうち、否定的な評価の度合いを比べたものです。

どのグループも、自己評価のほうが他人の評価よりも低いのですが、社交不安症ではその度合いがとびぬけています。社交不安症では、他人が見ている本人の姿と、自分で感じる自分の姿がまったく異なっていることがわかります。

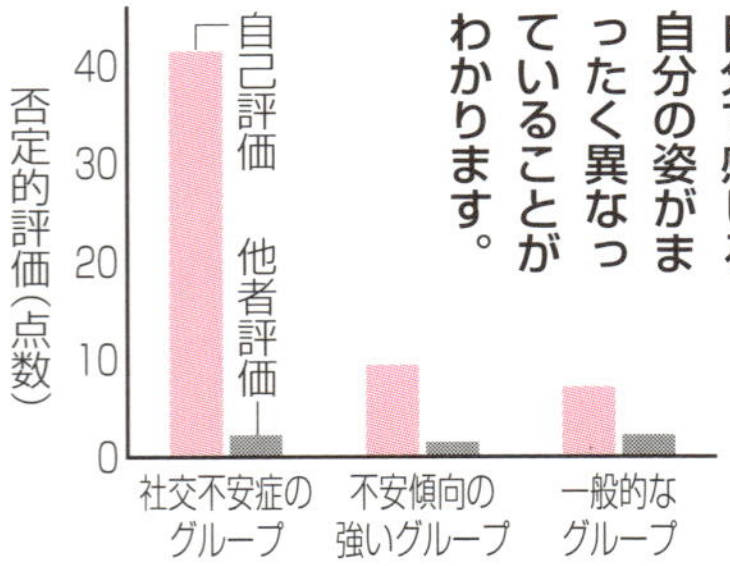

会話における自己評価と他者評価

(Stopa, L & Clark, DM, 1993)

③ビデオ映像を見て、評価する

ビデオを全員で見て、評価表をつけます。自分の映像も、できるだけ他人として見るように心がけます。

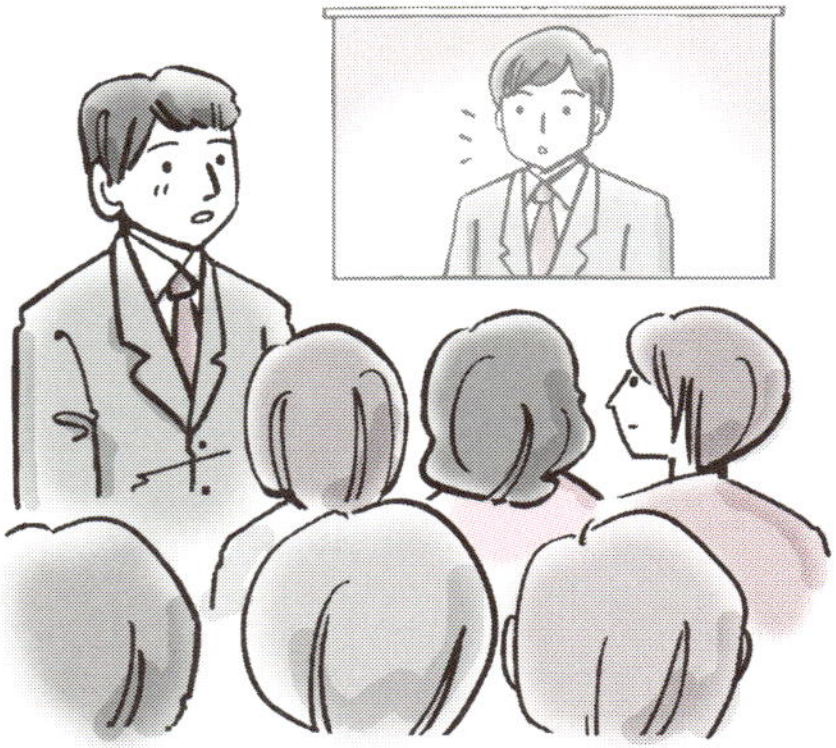

感想は口に出さず、評価表をつける

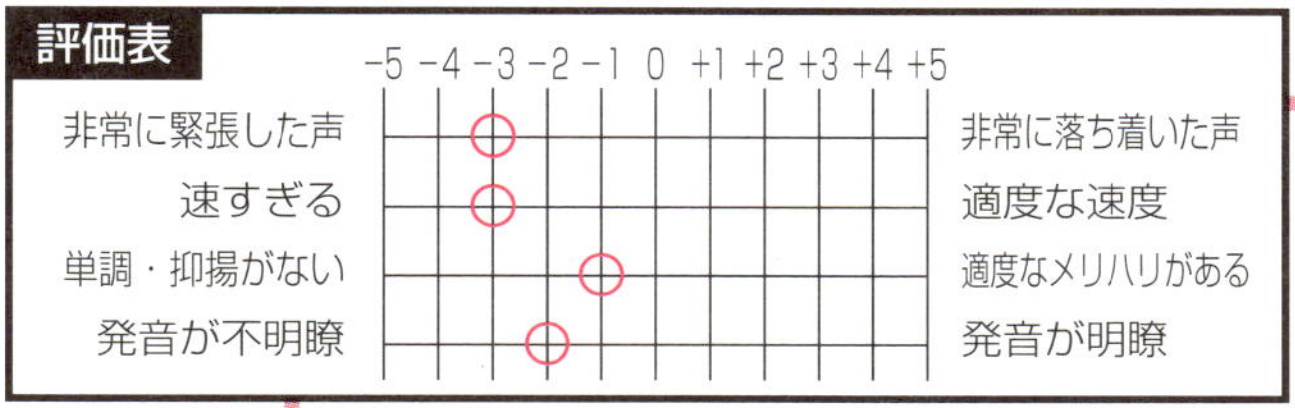

▲自分を見て評価する

話している最中はわからなくても、映像で見てみると、「思っていたほどひどくない」「意外と普通」と感じることがほとんど。評価がマイナス傾向であることは変わらないが、少し改善する

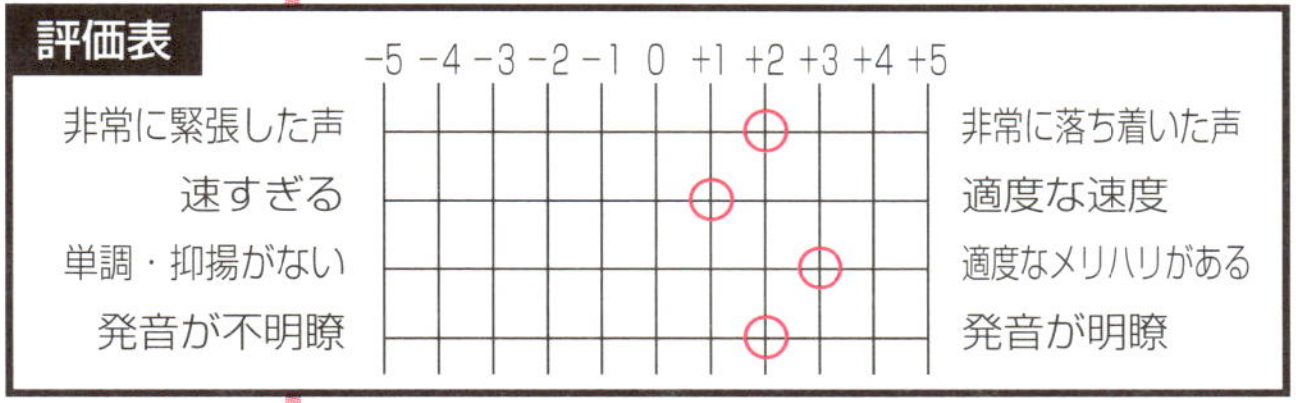

▲ほかのメンバーも評価表をつける

全員でお互いの評価表をつける。他人に対する評価でマイナスをつけることはあまりなく、ほとんどは自己評価と対照的な結果になる

④評価表を比べる

自分でつけた評価表と、ほかのメンバーが自分につけた評価表を比べます。他人がそれほど批判的に見ていないことや、自分の良い点に気づけます。

他人はそんなに人を厳しく見ない

緊張していると、ミスにばかり目がいって「うまくできなかった」という思いが残ります。

しかし、ビデオに撮った自分の姿を客観的に見ると、「思ったほどひどくはない」と、自分を再評価することができます。また、ほかのメンバーから、プラスに評価されたり、「ちゃんとできていた」と言われることで、自分が思うほど、他人は厳しい目で見ているわけではないと実感できます。

人の目をおそれない

失敗は「取り返しがつかない」か、考える

「恥をかきたくない」「人前では失敗してはいけない」という思い込みを打ち破るために、あえて恥をかいてみます。この方法は、暴露《ばくろ》療法、あるいはエクスポージャーと呼ばれます。

ちょっとだけ恥をかいてみる

まず、「恥ずかしいことや失敗をしたら、どうなるか」を予想します。そのあと、実際に、自分が苦手な場面や、恥ずかしいと感じることにチャレンジします。

課題の内容はいろいろだが、比較的トライしやすいのは「カバンなどからトイレットペーパーをはみ出させて歩く」

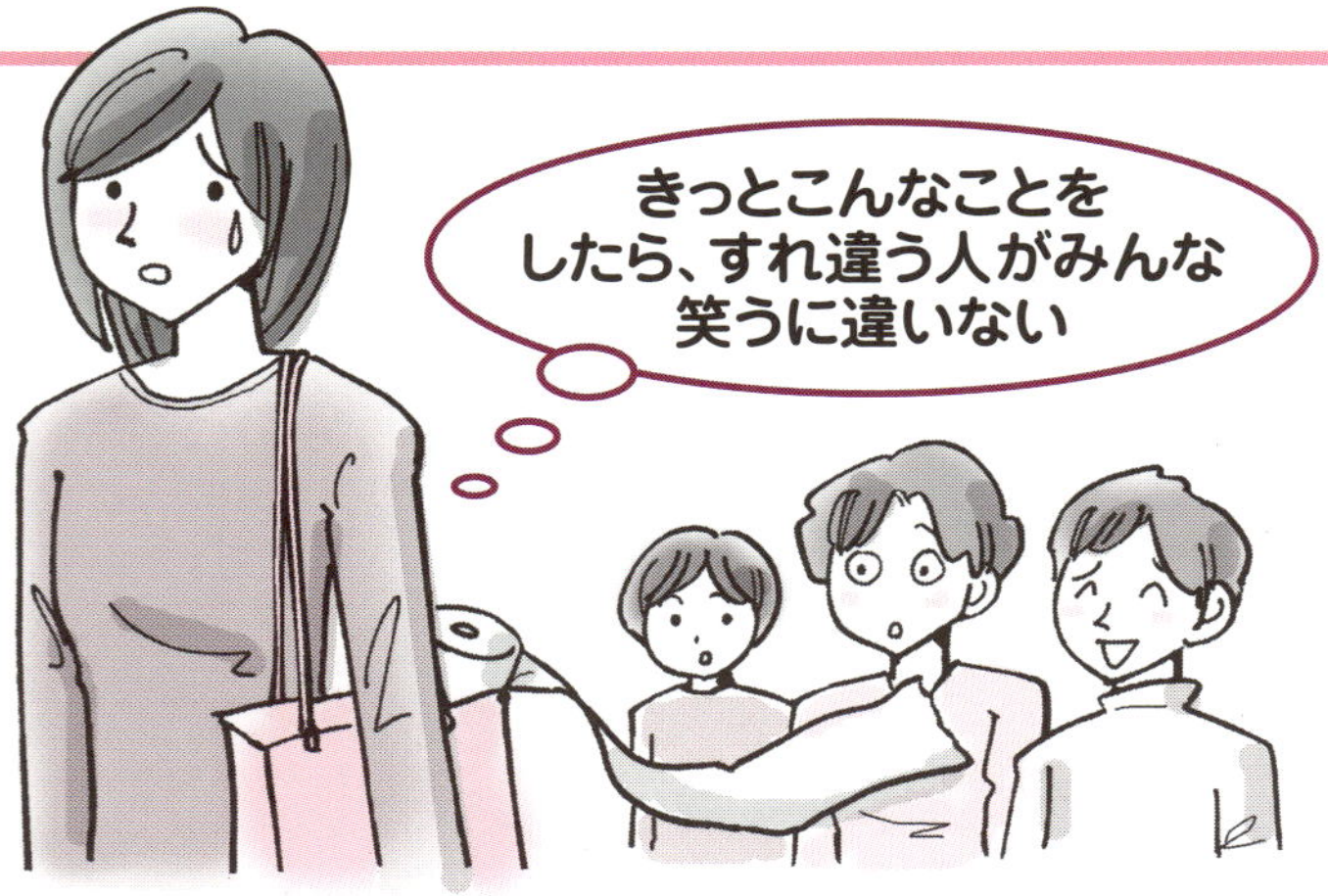

きっとこんなことをしたら、すれ違う人がみんな笑うに違いない

何に不安を感じるかで、課題を変える

特に不安を感じる場面や、こだわらずにはいられないマイルールはなんですか？　それによって、課題を選んでもいいでしょう。

いつも身なりを整えておかなければ不安 → ヨレヨレの服など、だらしない服装で外に出る

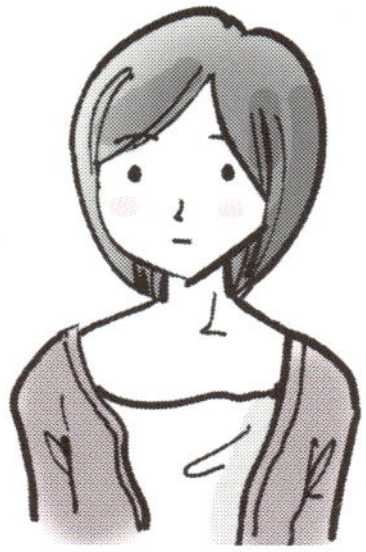

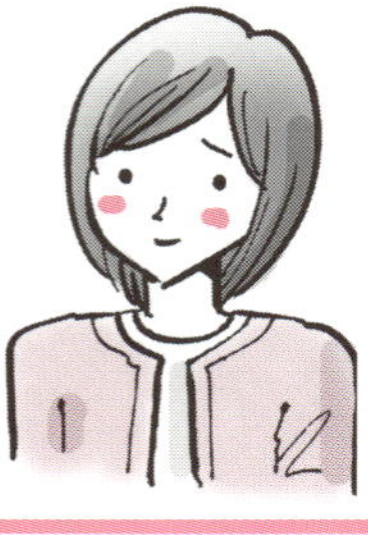

注目を集めたくない（視線恐怖） → 頬を赤くぬったり、顔に落書きしたりして外に出る

結果をふり返る

恥をかくはずだと予想したことをおこなった結果、感じたこと、気づいたことを、話しあいます。

気づき1

他人はそんなに自分に注意を払っていない

「自分を見る人は少なかったし、あからさまに軽蔑するような人はいなかった。はみ出したトイレットペーパーに気づかない人もけっこういた」

気づき2

少々笑われたって、ほんの一瞬のことだ

「なかには、笑ったり変な顔をする人もいて、恥ずかしかった。でも、それは自分の人生には関係のない人で、ほんの一時《いっとき》のことだ」

だいじょうぶ！

少しくらい失敗しても、絶望するほどのことじゃない

少しくらい恥ずかしい思いをしても、失敗しても、他人はそれほど気づかないし、笑われたくらいで、自分の価値が根底から揺らぐわけではない、と実感できます。

不安な状況にあえて出てみる

社交不安症のある人は、他人から否定的な評価を受けることをとても恐れています。

そこで、認知行動療法には、ちょっと恥ずかしい状況に自分をさらけ出すプログラムが組み込まれています。失敗したら周囲からダメなやつと思われるに違いない、という思い込みを打ち破るために、あえて失敗してみるのです。

失敗イコール人生の終わりではないと気づく

勇気を出して実際にやってみると、おそれていたほど自分の行動を他人は気に留めないことがわかります。一方で、やはり笑われたり、いぶかしがられたりすることもあります。

しかし、他人が笑おうと気にも留めなかろうと、おそれていたほど自分に影響しないことがわかるでしょう。失敗することが、失敗へのおそれをやわらげるのです。

成功体験を重ねる

意識することで自分のものになっていく

認知行動療法のグループセッションでは、宿題が出されます。治療の場で認知行動療法をおこなうだけではなく、現実の日常生活で意識してくり返し、成功する経験を重ねることが大切だからです。

不安が強まっても逃げない

認知行動療法では、チャレンジ課題が多く、たいへんに感じるかもしれません。でも、それで治療をあきらめると、失敗した記憶が残り、不安をより高めたり、再挑戦するのがおっくうになったりします。

一時的に不安が強まる

習慣になっている対策をやめたり、あえて失敗したり……認知行動療法では不安の高まる場面が多く出てきます。そのため、治療中は一時的に症状が強くなる人がほとんどです。

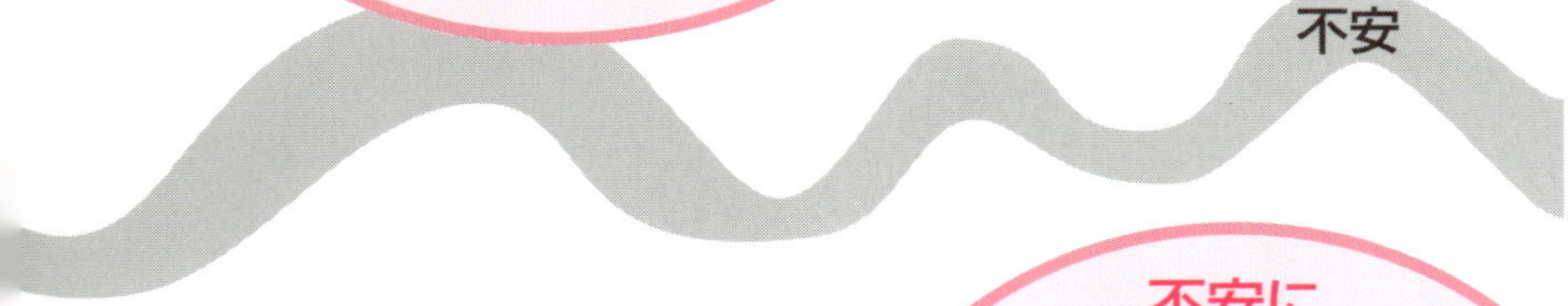
不安

不安になっても、やめない

不安が強くなったら、治療をあきらめる前にセラピストに相談しましょう。課題の内容を見直したり、不安が高まった原因を話しあったりできます。

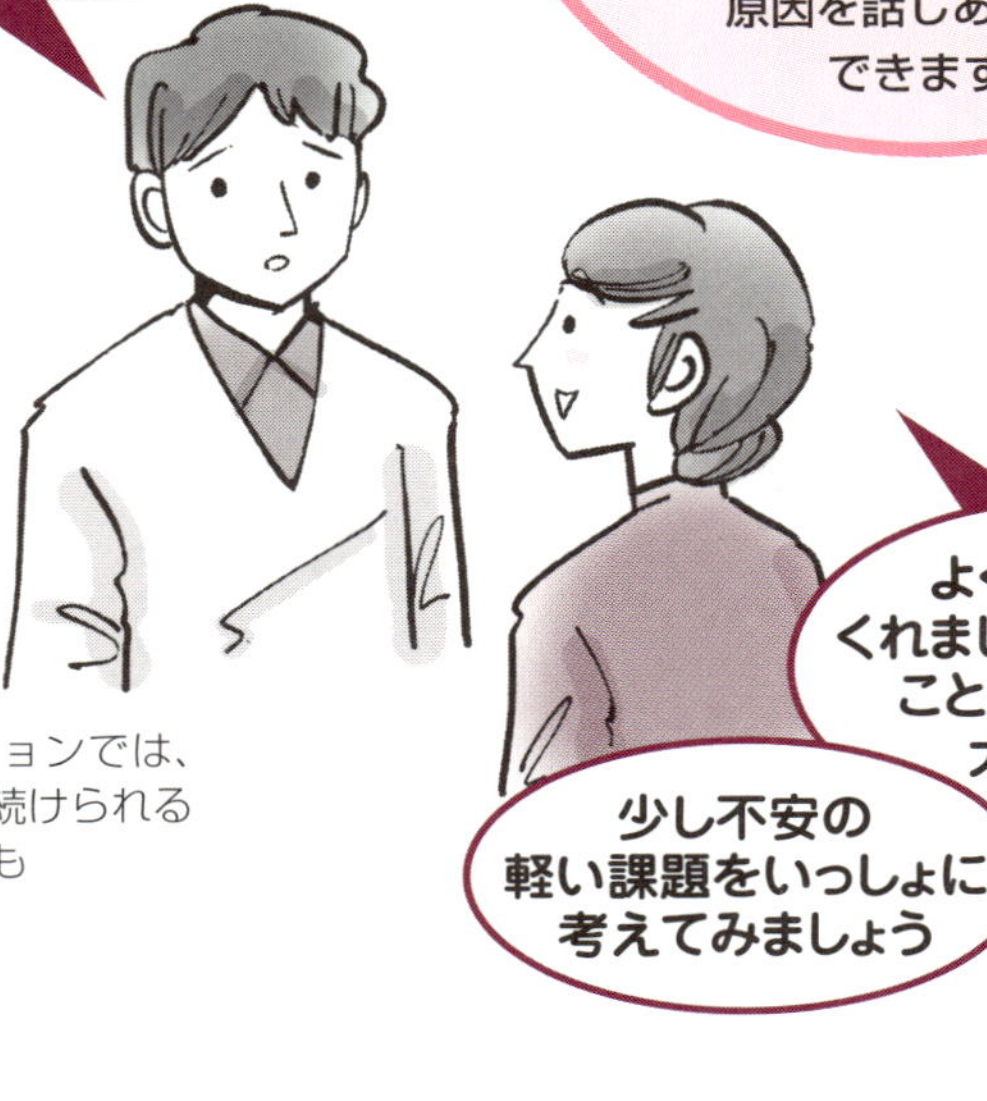
緊張して、今回、宿題ができなかったんです。ここに来るかどうか迷ったんですけど
よくいらしてくれましたね。続けることがいちばん大事です
少し不安の軽い課題をいっしょに考えてみましょう

グループセッションでは、仲間がいるから続けられるというメリットも

「会話をする」宿題

今日はいつもの対策をやめてみよう！

- オーバーなリアクションをやめて、静かに相づちを打つようにする
- 事前に話題を用意するのをやめて、自然の流れに任せる

気づき

しらけるかと思ったけれど、友達は楽しそうだったし、話題も途切れなかった。次の約束もできた

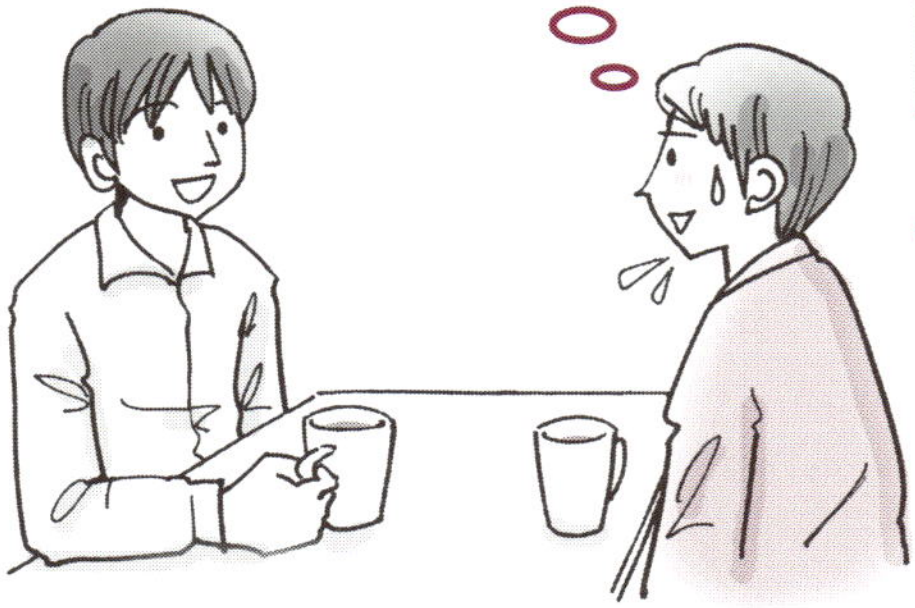

友達と会うなど、ちょっとした機会をとらえてチャレンジ

安心感が育っていく

日常生活でも行動パターンを変えるために、宿題にはしっかり取り組みましょう。だいじょうぶだと感じる機会が増え、不安に立ち向かう主体的な姿勢が身につきます。

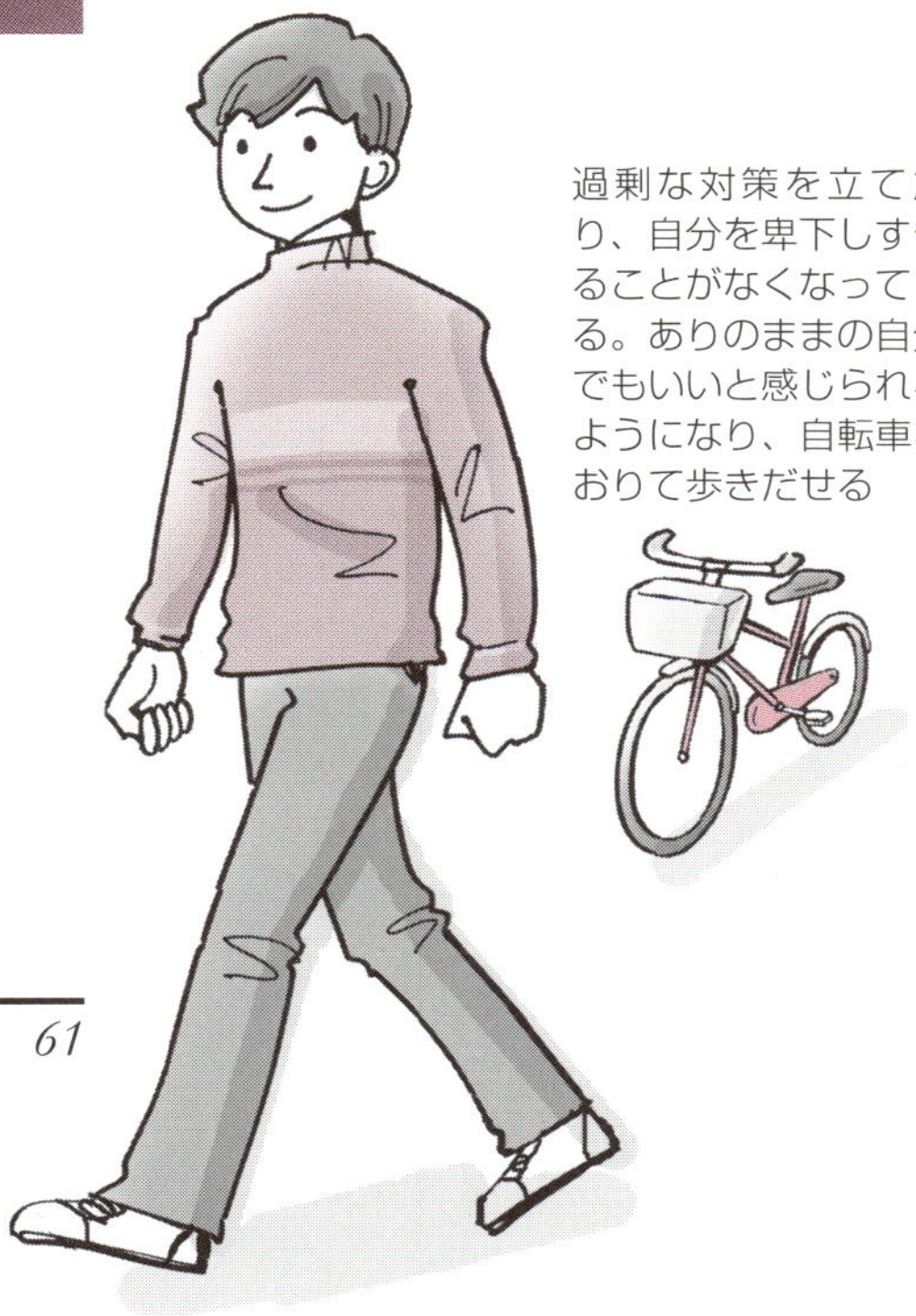

過剰な対策を立てたり、自分を卑下しすぎることがなくなってくる。ありのままの自分でもいいと感じられるようになり、自転車をおりて歩きだせる

安心感はゆっくり育てる

認知行動療法では、日常生活での課題が宿題として出されることがあります。課題にチャレンジするとき、一時的に不安が高まります。しかし、それを乗り越えて、意外とだいじょうぶだったと感じることをくり返すうちに、少しずつ安心感が育ちます。

不安も安心感も自分の中にあるものです。少し時間がかかってもいいので、自分で意識しながら経験を重ねて、確実に安心感をはぐくんでいきましょう。

薬物療法①

薬は不安や緊張をやわらげることができる

社交不安症の薬物療法では、主に不安をやわらげる薬を使います。認知行動療法よりも手軽で効果が早く現れるというメリットがあります。ただ、薬は治療の補助的な役割だという意識が大切です。

薬をのみながら、行動を変えていく

薬をのむだけで、以前と同じ生活を送っていては十分な効果は期待できません。薬をのみながら、自分の行動パターンを変えていきましょう。

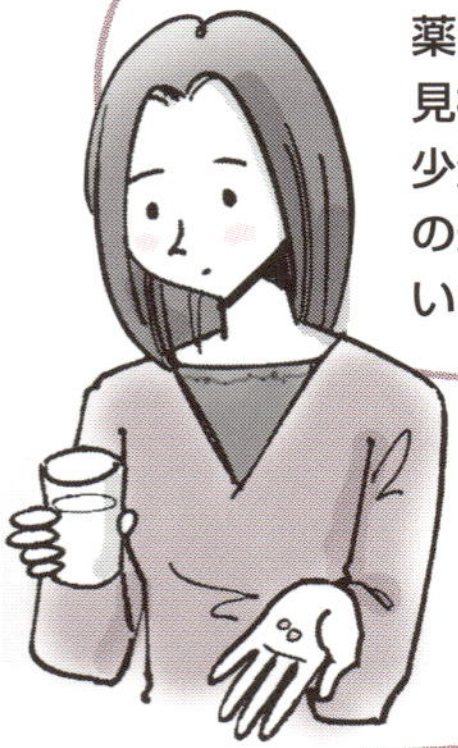

① 薬をのみはじめる

薬の効果や副作用を見極めるために、少量から始め、その人の適量を決めていきます。

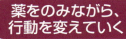

② 少しずつ不安が軽減するのを実感する

個人差はありますが、1～2ヵ月ほどで、「効いてきた」手ごたえを感じられるようになります。

③ 生活の中でできることを増やしていく

不安感がやわらいでも、以前と同じ生活では安心感は育ちません。以前はできなかったことをできるようになる経験を重ねると、少しずつ安心感が大きくなります。

薬物療法の役割を理解したうえで

薬物による治療は、認知行動療法よりもやや再発率が高いとはいえ、薬をのむだけという手軽さや、効果を早く実感できるといったメリットもあります。薬をのみはじめると、個人差はありますが一～二ヵ月ほどで人前での緊張がやわらぎ、「効いてきた」という手ごたえを感じられます。

ただし、薬は「治そう」とチャレンジする本人の背中を押す、サポーター。薬の助けを借りながら、以前はできなかったことを少しずつ試し、自分自身で不安を乗り越えていくことが大切です。薬物療法でも、安心感を育てるのは、本人のがんばりなのです。

薬についての不安はしっかり解消して

「薬では治らないのではないか」「やめられなくなるかも」などの誤解はまだまだあります。ときには、周囲が薬についてよく知らないために、薬物療法に反対するケースもあります。薬について本人がしっかり理解するのは当然ですが、可能なら周囲の人にも薬について知っておいてもらうのが理想的です。

どのくらいのみつづけるの?

個人差はありますが、薬物療法の期間は3〜4年と、少し腰をすえて取り組むと考えてください。

薬をのみはじめ、効果を実感できるようになったら、その状態を一定期間キープします。そして、安心感が育ち、自信がついてきたら、徐々に薬を減らしていきます。薬をやめるのを急ぎすぎると、効果が薄れてしまいます。

副作用はどんなものがある?

社交不安症の治療でもっともよく使われるSSRI（64ページ参照）では、のみはじめた時期に眠気や吐き気、食欲不振などが起こります。副作用が出た場合は、薬を減らしたり、別のSSRIに替えたりと、さまざまな対応が可能です。副作用をおそれすぎず、医師とよく相談してください。

やめられなくなりそうで、怖い

社交不安症の治療の目的は、患者さんが自分を信頼して、自由に行動できるようになることです。薬はあくまでも一時的な補助で、医師の指示を守って使えば、問題はありません。

ただし、勝手に服用をやめたり、あるいは決められた量や回数より多くのんだりすると、思わぬ症状が出る危険があります。頼りすぎず、おそれすぎず、正しく使いましょう。

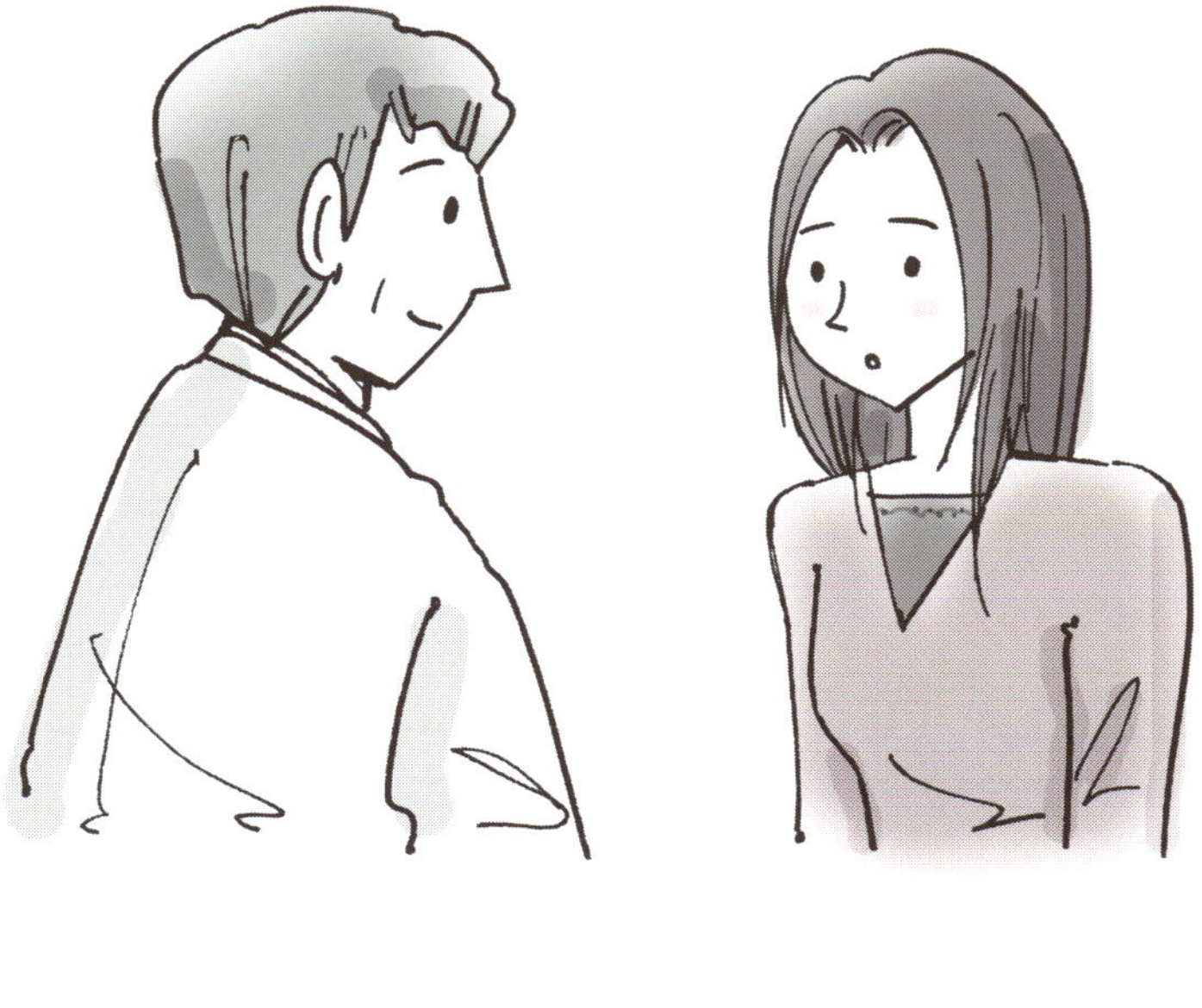

不安なときは医師に
質問しよう

薬物療法②

SSRIを中心に、症状に合わせて使う

薬物療法では、SSRIを中心に、本人の症状や困りごとに合わせて、抗不安薬、β《ベータ》遮断《しゃだん》薬を補助的に使っていきます。

治療の基本になる SSRI

選択的セロトニン再取り込み阻害薬

脳の神経細胞にある、セロトニンの「再取り込み口」をSSRIがふさぎ、セロトニンの放出量を保つ

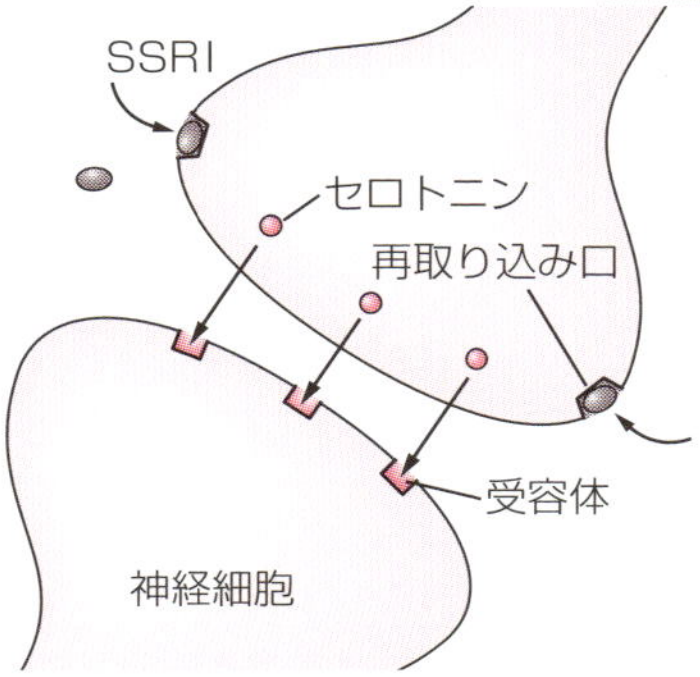

SSRIには、脳の中にあるセロトニンという物質が減るのを防ぐ作用があります。脳内のセロトニンが少ないと不安などの症状が出やすいため、SSRIを使うと、感情が安定し、過剰な不安や恐怖を感じにくくなるのです。

また、社交不安症に伴ううつ病にも効果があるため、社交不安症の治療では第一に選択されます。

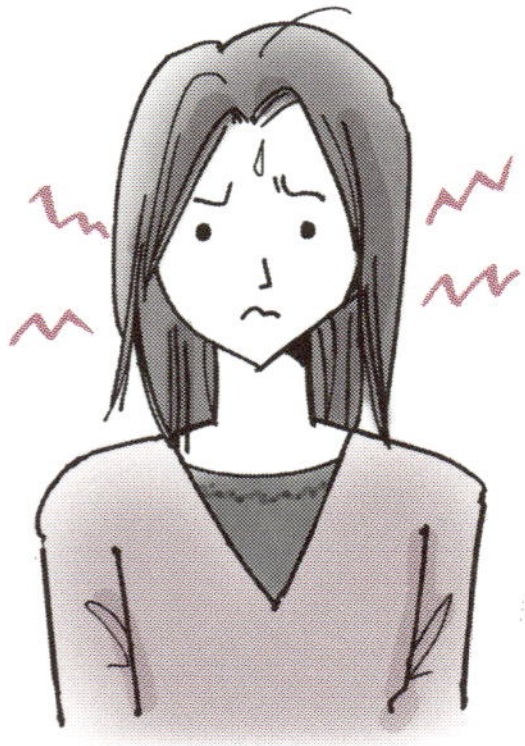

こんなことに注意

効きすぎのサインを知っておく

SSRIが効きすぎると、イライラが強くなってささいなことで怒ったり、衝動的になったりする

急にやめない

薬をのむのを急にやめると、頭痛やめまい、手足のしびれや痛みなどが起こるおそれがある

主な薬 ( )内は商品名

SSRI	フルボキサミン(デプロメール、ルボックス) エスシタロプラム(レクサプロ)
抗不安薬	クロナゼパム(ランドセン、リボトリール) ブロマゼパム(レキソタン、セニラン)
β遮断薬	プロプラノロール(インデラル、ノルモテンス、ヘルツール) ピンドロール(カルビスケン) ボピンドロール(サンドノーム)

抗うつ薬としてパロキセチン(パキシル)を使うこともある

不安を一時的に弱める 抗不安薬

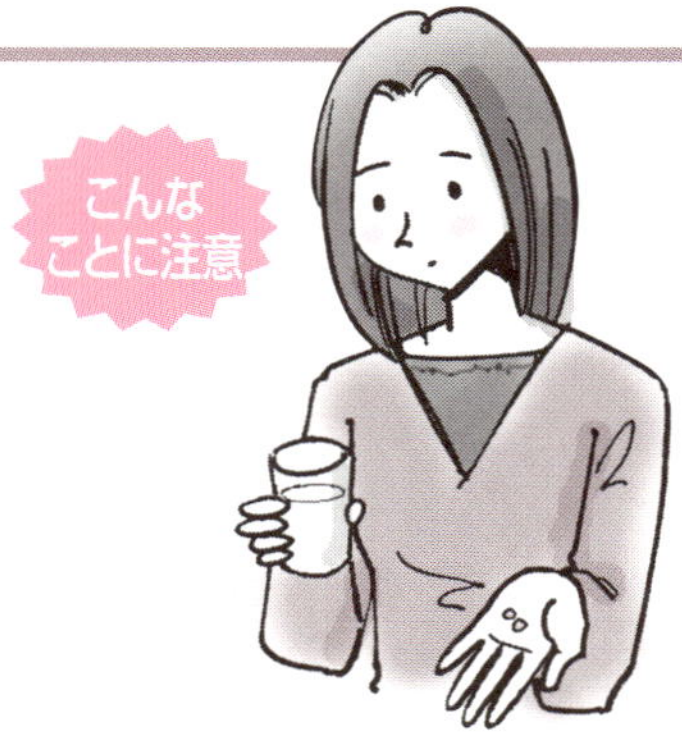

頼りすぎない

即効性があるため、ともすると使いすぎに陥りやすい。医師の処方を守り、必要最低限だけ使うようにしよう

不安をやわらげる働きがあり、のんでから30分ほどで効果が出てきます。そのため、苦手な状況が限られているタイプでは、必要なときに限って使うと、徐々に安心感を育てていけるというメリットがあります。

ただし、SSRIより副作用が出やすいことや、効果が一時的であるために、補助的に使われます。

体の症状をやわらげる β遮断薬

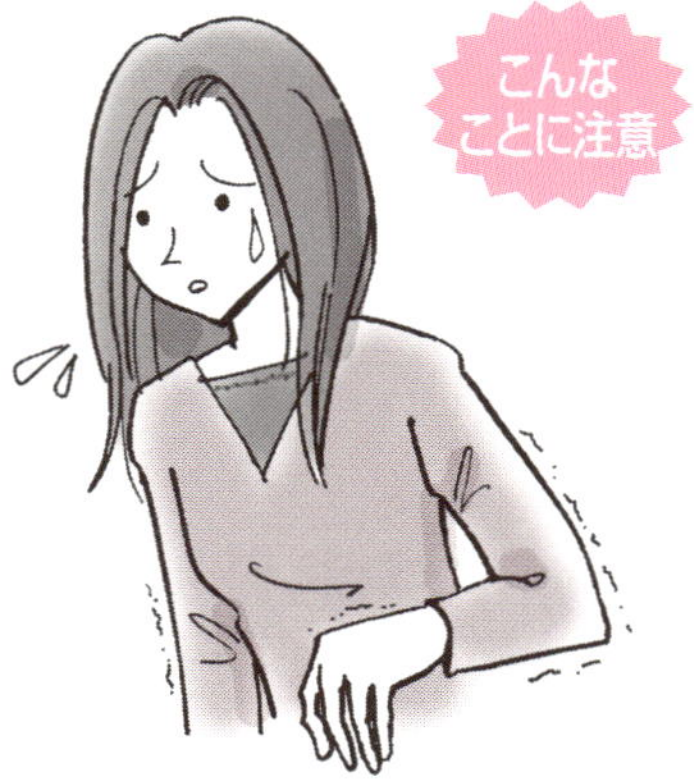

ふらつきに注意

血圧を下げる作用があるため、ふらついたり、めまいを感じることがある。また、ぜんそくがある人は使えない

緊張すると手がふるえたり汗が出たりするのは、交感神経の働きが活発になるためです。β遮断薬には、交感神経の働きをしずめる作用があるため、緊張による症状をやわらげる効果があります。

体の症状を強く意識するタイプでは、症状がなくなるだけでも、不安の悪循環を断ち切り、改善することがあります。そこで、緊張が予想されるときに、前もってのんでおくことがあります。

医師の処方どおりに薬を使っていく

社交不安症では、ＳＳＲＩを中心に、症状によってほかの薬を補助的に使います。

いずれも、不安や症状をやわらげるすぐれた働きがありますが、よく効くからと勝手にのむ量や回数を増やしたり、よくなってきたからと勝手にやめたりするのは禁物です。必ず医師の処方を守りましょう。

薬の効きすぎや副作用に、自分では気づかない場合もあります。自覚症状がなくても、周囲の人から指摘されたことなど、気になることがあったら、自己判断せず、医師に相談してください。

薬物療法③

妊娠・出産は避けなくてもだいじょうぶ

社交不安症で受診する二〇～三〇代は、結婚・育児の世代でもあります。妊娠・出産について、薬物療法に不安なことがある場合は、治療をあきらめず、医師に相談しましょう。

妊娠を考えたときから相談を

不安症の一種であるパニック症の研究では、90% 近い患者さんが、妊娠中に薬をのむのに不安を感じていたというデータがあります。不安症の治療を受けている女性の多くが、服薬のために妊娠をためらっている可能性があるのです。

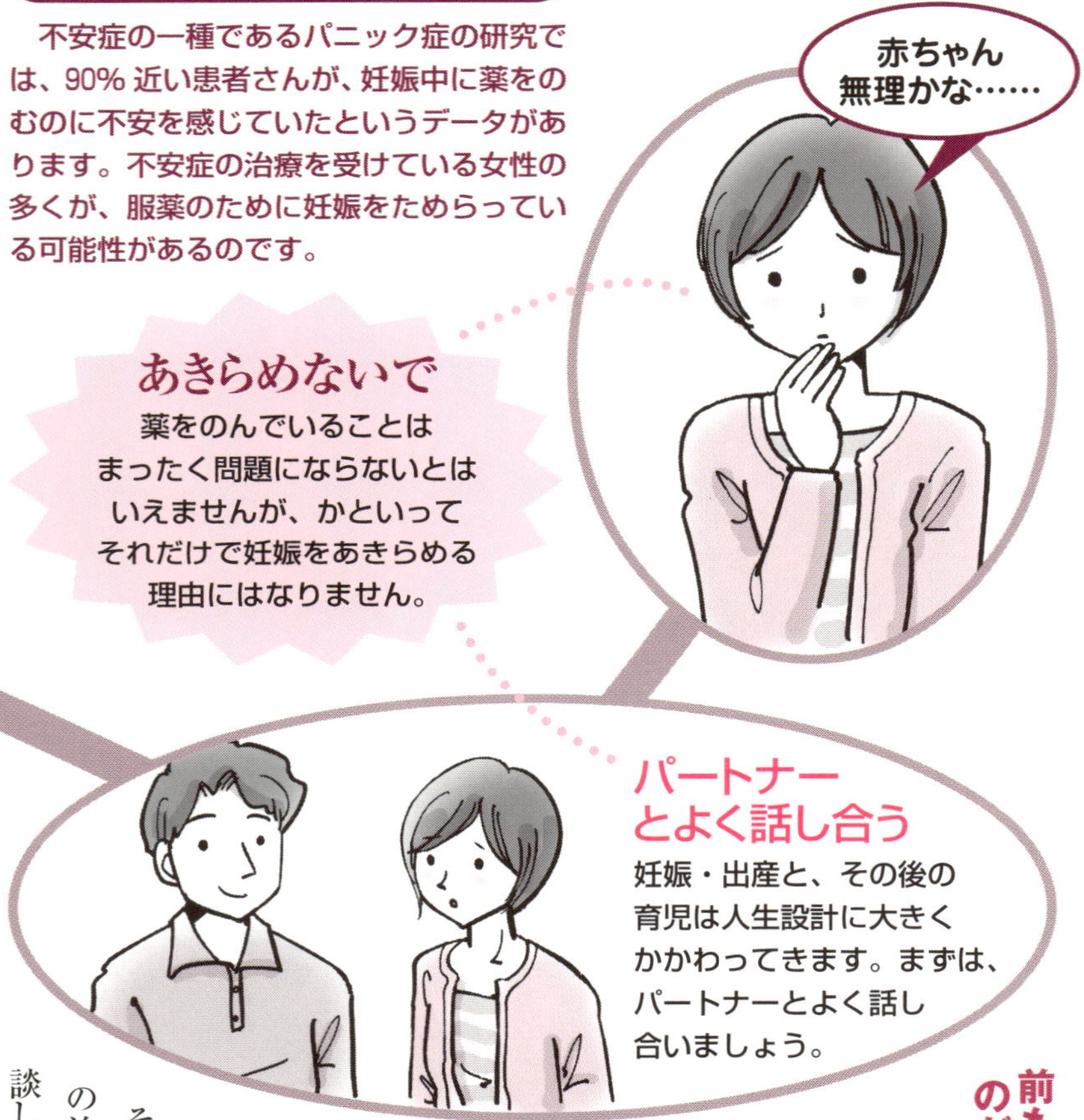

あきらめないで

薬をのんでいることはまったく問題にならないとはいえませんが、かといってそれだけで妊娠をあきらめる理由にはなりません。

パートナーとよく話し合う

妊娠・出産と、その後の育児は人生設計に大きくかかわってきます。まずは、パートナーとよく話し合いましょう。

前もって備えるのがベスト

社交不安症に第一に使われるSSRIは、妊娠に及ぼす影響は小さいものの、危険性はゼロではないといわれています。そのため、薬物療法を受けている女性が妊娠を希望する場合は、妊娠前からのむ量を減らしていったり、ほかの薬に切り替えるのが理想的です。特別な対応をせずに服薬していて妊娠がわかった場合、急に減薬するのは負担が大きいためです。

妊娠を希望しているなら、そのことを医師に伝え、不安症の治療の見通しも含めて、よく相談しましょう。

相談窓口は

妊娠中や授乳中に薬を使ってだいじょうぶかどうかは、国立成育医療研究センターの「妊娠と薬情報センター」に相談できます。また、各地区の周産期母子医療センターでも相談可能。相談窓口のリストは下記参照。
http://www.ncchd.go.jp/kusuri

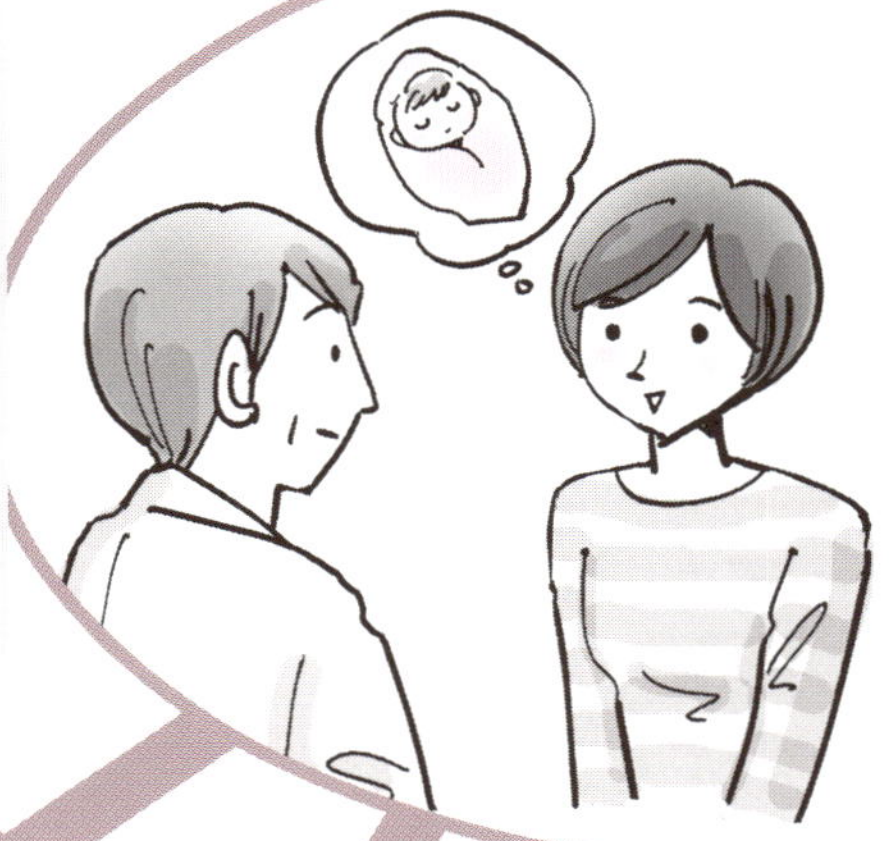

医師に相談する

インターネットなどでも情報は得られますが、不正確な情報にまどわされないよう注意しましょう。

妊娠を希望するときは、治療の状況や薬による危険性、対策を医師に聞き、相談しましょう。

薬の種類を見直す

同じSSRIでも、薬によって妊娠中の服用に関する危険性が多少違います。妊娠を希望する際には、より危険性の低い薬に替えることも可能です。

生活全体を見直す

妊娠中に注意が必要なアルコールやカフェイン、たばこは、社交不安症にも悪影響を及ぼします（43・78ページ参照）。妊娠に向けて、生活習慣を見直すのも大切です。

使用量を減らしていく

薬をのむ量が多いほど、妊娠への影響も大きくなります。
治療の進み具合によっては、妊娠に向けて減薬を始められる場合があります。

妊娠時期を考える

すぐに妊娠に向けた対応がとれない場合でも、妊娠可能になる時期はある程度予測できます。見通しがもてて、心の負担が軽くなります。

周囲の協力態勢を確かめる

妊娠・出産は心にも体にも大きな影響を与えます。特に、産後はうつ傾向が強まります。育児のサポートや、本人のケアなど、周囲の協力が欠かせません。

周囲の人へ③ 照れないで、たまにはぎゅっとハグ！

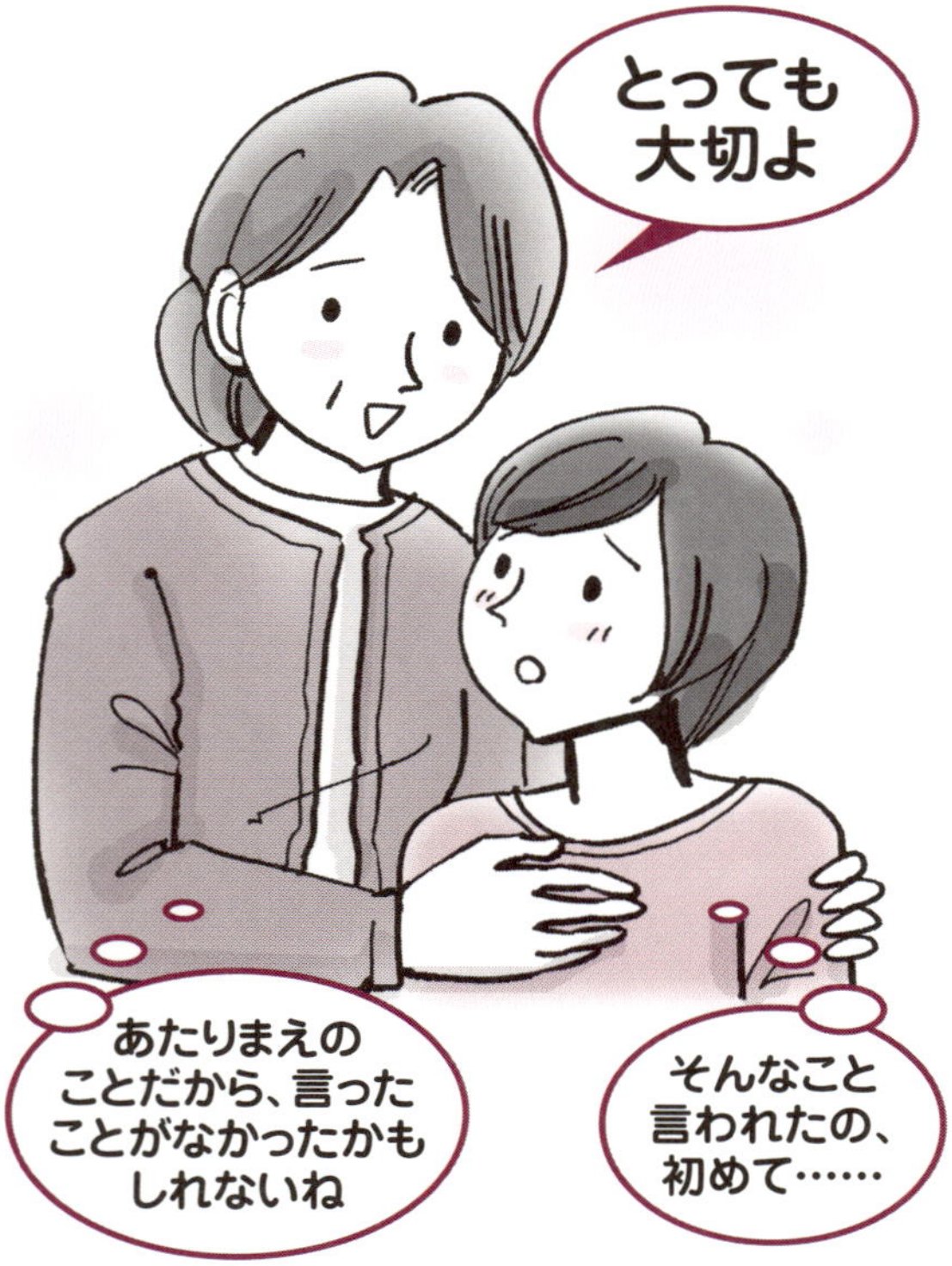
とっても大切よ
あたりまえのことだから、言ったことがなかったかもしれないね
そんなこと言われたの、初めて……

身近な人から「あなたのことが好きだよ」と言われた経験がないことが、自分を好きになれない「よるべなさ」に関係している場合もある

「ハグ療法」がとても効く

社交不安症や、それに伴う不安うつ病の治療では、ときに「ハグ療法」が効果を発揮します。

ハグ療法は、医師ではなく家族、特に母親がおこなう治療法です。その名のとおり、親が本人をしっかりハグして（抱きしめて）、「あなたのことがとても大事」と伝えるケアです。

ハグ療法が特に効果的なのは、親が非常に理性的で感情をあまり表に出さないタイプの場合です。以前、社交不安症から不安うつ病を発症した患者さんが、母親にぎゅっと抱きしめられ、「大好きよ、あなたはとっても大事」と毎日二～三回言われつづけたところ、メキメキと回復し、数ヵ月後には復職を果たしたケースがありました。

心の中に愛情があっても、表に出さなければ伝わりません。ときには照れくささを捨てて、直に触れ合うことが必要なのです。

4

考え方や生活のしかたを少しずつ変えていく

社交不安症を治すためには、
自分で、前向きに治療に取り組むことが大切です。
自分でできる認知行動療法の方法や、
生活の中で心がけたいポイントを紹介します。

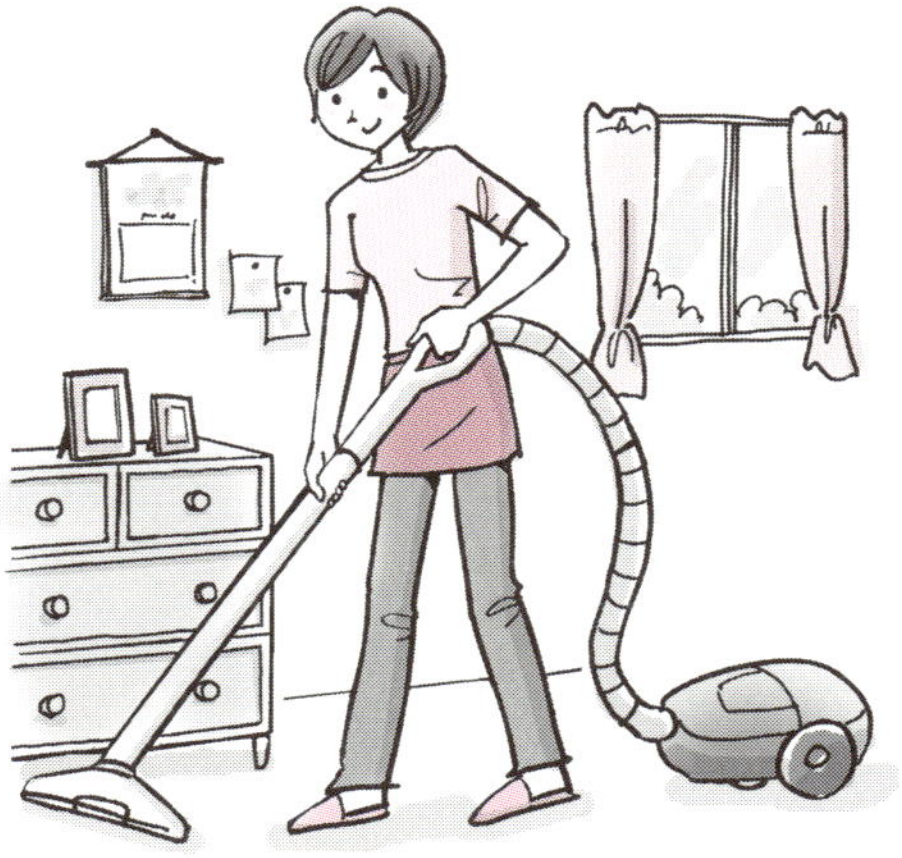

考えや感情を書き出すことから始めよう

認知とは、自分の考え方やものごとのとらえ方のクセやパターンのこと。「とっさに浮かぶ」ため、自分ではその偏りに気づきにくいのです。考えや感情は書き出してみると見えてきます。

不安の程度を“見える化”する

不安があるために、できないと思っている行動を書き出します。次に、不安の程度を点数化し、点数の低いものから高いものまで整理してみましょう。

「恥をかきたくない」という不安が強い人の例。意外とできそうなことがあると気づいたり、できそうにないけれど、やってみたいことが見えてきたりします。

行動（例）	不安の程度
出社したら、大きな声で「おはようございます」と言う	10点
エレベーターに乗り合わせた人に、「何階ですか？」と聞く	20点
知らない人に、「最寄りの駅までの道順」を聞く	30点
ルームウェアで近所のコンビニに行く	40点
なじみのないレストランで、店員におすすめを聞く	50点
大きな声で歌いながら歩く	60点
まゆげを描かず（または髪をとかさず）に会社に行く	70点
「お金が足りない」とレジで1品返品する	80点
外で、自分が話すところを自撮りする	90点
職場や教室にいる全員に向かって、「みなさーん、お元気ですかー」と大きな声で言う	100点

自分の心を見える化する

とっさに考えたことをいちいち修正することはできません。そこでおすすめなのが、自分の不安のもとや、日ごろの考えや感情を書き出すことです。

苦手なことや、不安でできないと思うことを書き出して、リストにしてみましょう。困っていることも書き出し、その理由を自分で考えて整理してみます。

あいまいだった不安の対象をしっかり把握し、行動に移すヒントが見えてくるでしょう。自分の考え方のクセに気づき、別の考え方に目を向けることで、わき上がる不安をやわらげたり、ほかの感情に変えることができます。

考え方を"見える化"する

今、もっとも困っていることにスポットを当てて、その背景にある考え方や対応法を書き出していきます。

①今いちばん困ることは？

自分がどのような状況で不安を感じるのか、ひとつ書き出します。

例 会社の飲み会に参加すること

②なぜ、怖いのか？

その状況になったとき、とっさに頭に浮かぶイメージを書きます。この部分は無意識に浮かぶもので、「自動思考」と呼ばれます。

例 となりの人とうまく会話ができず、話をふられても黙り込んでしまうだろう

②と③は互いに強化しあう。②の予測が強まるほど③で浮かぶイメージが悪くなり、イメージが悪いほど、うまくいかない予測しか浮かばなくなる

③周りから見て、自分はどうなっていると思う？

そのときに、自分がどんな状態かイメージを書きます。

例 緊張してふるえたり、食事もできなかったりするだろう

変な人と思われるだろう

ネガティブな予測しか出ないと、不安や体の症状しか思い浮かばない

悪いことしか予測しないと、対策が強化される一方に

周囲からはこう見えているに決まっている、という思い込みにふり回される

④どんな感情や症状が起こる？

そのときに、心に浮かぶ感情や、体に現れる変化を予測して書きます。

例 不安、焦り、孤独感

手がふるえ、頭がグルグルして何も考えられなくなる

⑤どんな対策を立てる？

③の状態を防ぐために、自分がふだんとっている対策を書きます。

例 おしゃべりな人のとなりに座る

オーバーに反応する

日常の不安や、仕事で困ったことなどに目を向けてくり返すうちに、自動思考の偏り（②）や、自分のイメージが強すぎること（③、④）、対策が多すぎること（⑤）などが見えてきます。

ひとりで行動する

ちょっとだけ勇気のいることにチャレンジ

医療機関でおこなう認知行動療法でも、ひとりでおこなう宿題が重要なカギになります。ということは、ひとりでも挑戦できるということ。ここでは、ひとりでおこなう認知行動療法を紹介します。

ひとりでもできることは多い

自分の苦手なことに、少しずつチャレンジしていきます。ちょっとずつでも、くり返すことで不安感が弱まり、自分からやってみようという心が育ちます。

付き添ってもらってもいい

ひとりでは勇気が出ないなら、最初だけ誰かについてきてもらいます。慣れてきたら、ひとりでチャレンジします。

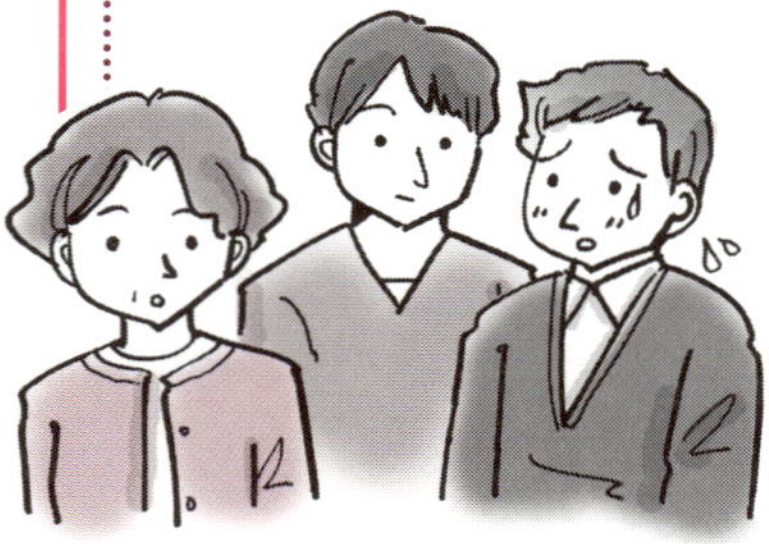

①リストを使ってチャレンジ

70ページで作ったリストを使ってチャレンジしていきます。

簡単なことから始める

不安感の小さいことから挑戦します。

何度もくり返す

最初は不安が強くても、何度もくり返すうちに薄れてきます。不安を感じなくなるまで、くり返しやってみましょう。

不安が小さくなったら、次の課題に進む

課題をクリアするうちに、「恥をかいてもそれほどおそろしい事態に陥るわけではない」ということを、実感できるようになります。

「少しずつ」「ふり返りながら」進める

ひとりでも、自分を客観視して行動を修正することは可能です。ただし、気を付けなければならないこともあります。ひとつは、無理をしないこと。がんばりすぎたり、焦って無理を重ねたりすると、挫折のもとになりかねません。

また、改善を目指すあまり、できたことを過小評価しすぎる危険もあります。できたことにしっかり目を向け、自分をほめるのも忘れないでください。

最初は、家族や親しい友人などといっしょに始めて、慣れていくのもよいでしょう。不安がやわらぎます。また、成果を客観的に見てもらえます。

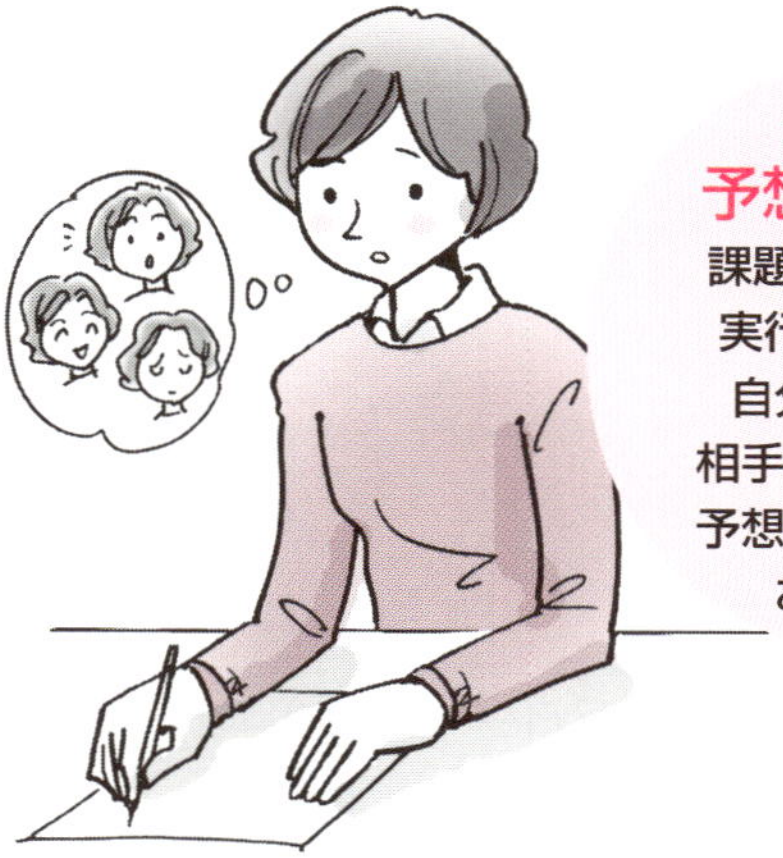

②あえて失敗にチャレンジ

少し恥ずかしいことや、緊張することをあえてやってみます。

最初に予想をつける

課題を決めたら、実行するときの自分の様子や、相手の反応などを予想して、書いておきます。

少し恥ずかしいことをする

58ページのセラピーと同様に課題にチャレンジします。

- コンビニで一品返す
- 顔にシールを貼って歩く
- 自分が話すところを自撮りする

結果をふり返る

相手の実際の反応や、そのときの自分の感情、体に起こった変化を書き出し、最初の予想と比べてみます。最初の予想ほど、結果が悪くないことに気づきます。

注意！

厳しくしすぎない

ひとりでおこなうと、結果のふり返りが厳しくなりがち。あれこれ分析せず、「起こった事実だけ」を書きましょう。

③おひとり様〇〇にチャレンジ

ひとりでいるときに、周囲に注意を向ける練習をします。五感を使って、音やにおいなどを具体的に、細かくキャッチします。人とかかわる練習をするのがまだハードルが高いと感じたときにも取り組めます。

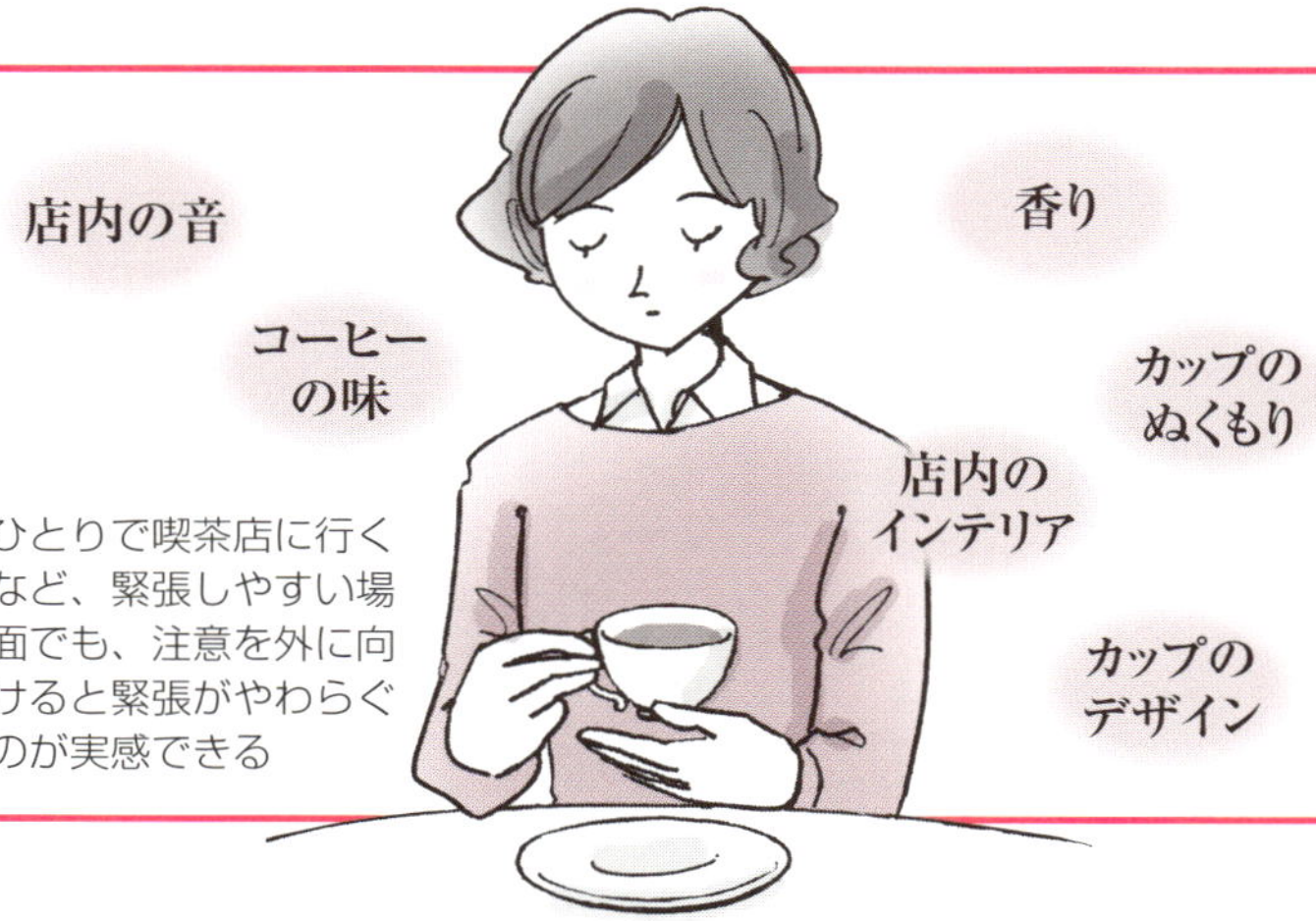
店内の音
香り
コーヒーの味
カップのぬくもり
店内のインテリア
カップのデザイン

ひとりで喫茶店に行くなど、緊張しやすい場面でも、注意を外に向けると緊張がやわらぐのが実感できる

対話をスムーズに

人に会うことに前向きになれる対人対策

自分が苦手な状況がはっきりしている場合、それに応じてコミュニケーション技法（スキル）を身につけるのも効果があります。人との対話がスムーズになりやすく、自信につながります。

自分も相手もハッピーになるコミュニケーションを

コミュニケーションは、双方向のやり取りです。自分から伝える「発信」と、相手の意図を受け取る「受信」、両方がうまくいくために必要なポイントを見てみましょう。

自分の気持ちを正しく表現する

コミュニケーションの始まりは、自分の気持ちを伝えること。意見を言うと悪い印象を与えるのではと思い込んでいると、自分の考えを押し殺す一方に。やがて人づきあいがおっくうになります。

そのためには

前向きな姿勢を示す

相手の反応を気にしすぎたり、意見の食い違いをおそれたりせず、お互いに歩み寄ることを目指しましょう。おのずと、前向きなコミュニケーションが生まれます。

気持ちよく伝えあえる関係

相手の話をちゃんと聞く

会話のキャッチボールを返すには、上手に受け取ることが必要です。相手の話をただただ受け身で聞くだけでは、返答できません。相手も「伝わった」という感触を得られません。

自分を守りすぎない

自分の意見を伝えるのは、自分を知ってもらうことでもあります。傷つきたくないからといって自分を守りすぎると、コミュニケーションが成立しなくなります。

私もあなたもOKなコミュニケーションを

対人関係をスムーズにするための技法としては、人づきあいのしかたを学ぶソーシャル・スキル・トレーニング（SST）や、適切な自己主張（アサーション）などがあります。

こうしたコミュニケーションの技法と、社交不安症の人が立てる対策との違いは、その対象です。社交不安症による対策は、相手に自分をよく見せるためのもの。相手のことを考えているようで、結局、その対象は自分なのです。

一方、SSTなどのコミュニケーション法の目的は、人との対話をスムーズに進めるためのスキルをみがくこと。自分だけでなく相手も心地よく、お互いに実り多いコミュニケーションを目指します。

講座などを利用するのもよい

コミュニケーション法は、医療機関やカウンセリング以外にも、スピーチ講座や話し方教室などでも学べます。

ただし、不安が強いままだと、スキルを身につけてもうまく使いこなせません。必ず、認知行動療法と併せて取り組みましょう。

そのためには

「私は」と伝える

思ったことを伝えるときに、主語をはっきりさせます。相手に伝えやすくするだけでなく、自分自身の思い込みに気づくきっかけにもなります。

そのためには

相づちを打つ

相手の話を理解し、意図をつかもうとする姿勢を示しましょう。「そうですね」と相づちを打ったり、「ということですね」とポイントをくり返すことで、自分の理解が深まります。相手も「聞いてくれている」と感じられます。

お手本をつくるのがおすすめ

「雑談の上手な人」「上司との受け答えがうまい人」をお手本にして、言葉の選び方や表情などを学びます。テレビを見ているときでも、使えそうな表現があったらメモしておきましょう。

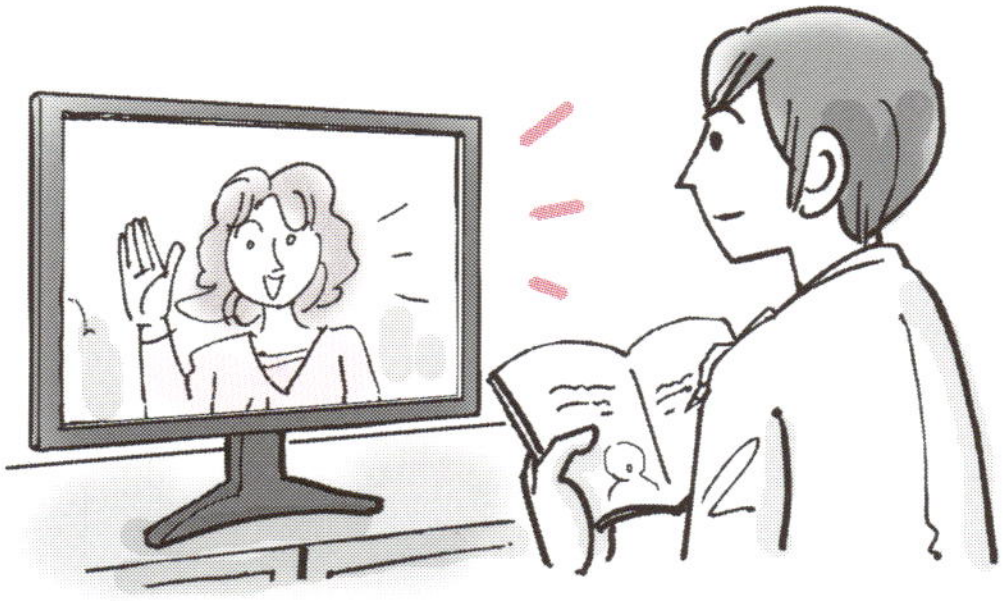

生活改善①

体を動かすと、脳も活発に動くようになる

不安や緊張などは外界にあるのではなく、自分の心、つまり脳がつくり出しているのです。脳は体の一部。体がすこやかであることは心の健康にも欠かせません。

まず一歩を踏み出そう

脳も体の一部。体を動かさないと、脳の働きにも影響が及びます。

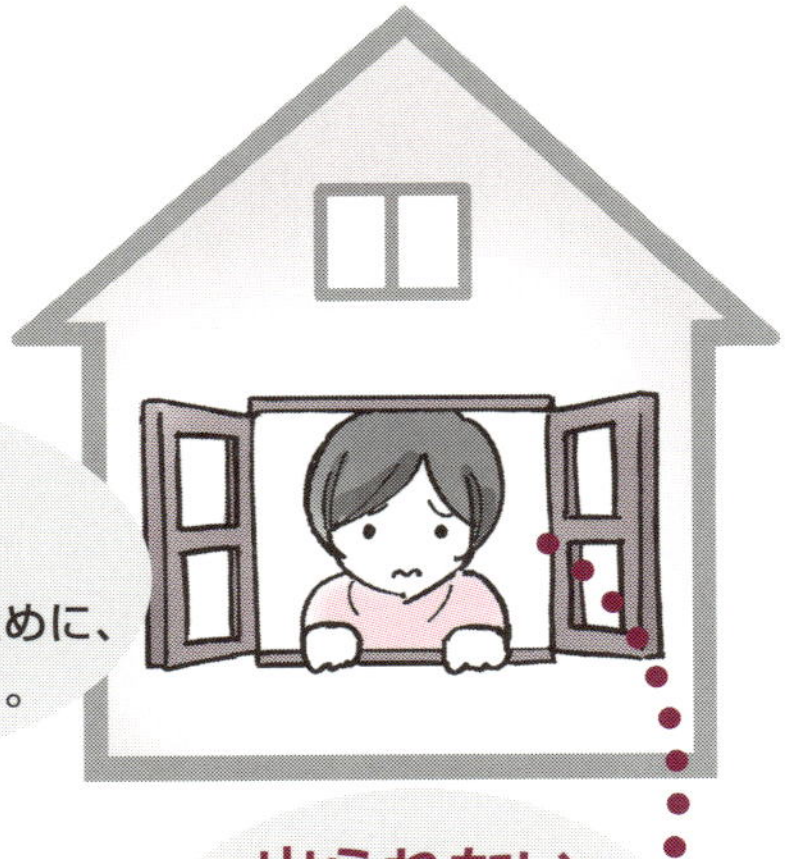

出たくない
不安感が高まり、人に会うのを避けるために、引きこもりがちに。

運動不足になる
家の中で過ごすと、どうしても活動量が減りがち。運動不足は避けられません。

体と心のバランスが乱れる
体を動かさないと、心の動きも鈍ります。どうしようもないことをくよくよと思い悩み、不安感や落ち込みが強まります。

出られない
出たくない、出ない、と自分の意思で始めたはずなのに、いつの間にか不安感が強くなって「出られない」状態になります。

でも、出てみよう！

運動でうつうつとした気分が解消される
思い切って踏み出してみると、体が、運動の気持ちよさを思い出すはず。

運動が心と体を変える

運動は、筋肉を増やしたり、血液や酸素の循環を助けたりといった効果だけではなく、心の働きにも良い影響を与えます。

運動をすると、抗うつ効果のあるホルモンの産生がうながされるという研究結果があります。実際に、うつ病では、薬を使った治療にウォーキングなどのエクササイ

できることから始める

初めの一歩は小さくてかまいません。家の中なら、人目の少ない時間なら……など、とりあえず始められることを見つけて実行しましょう。

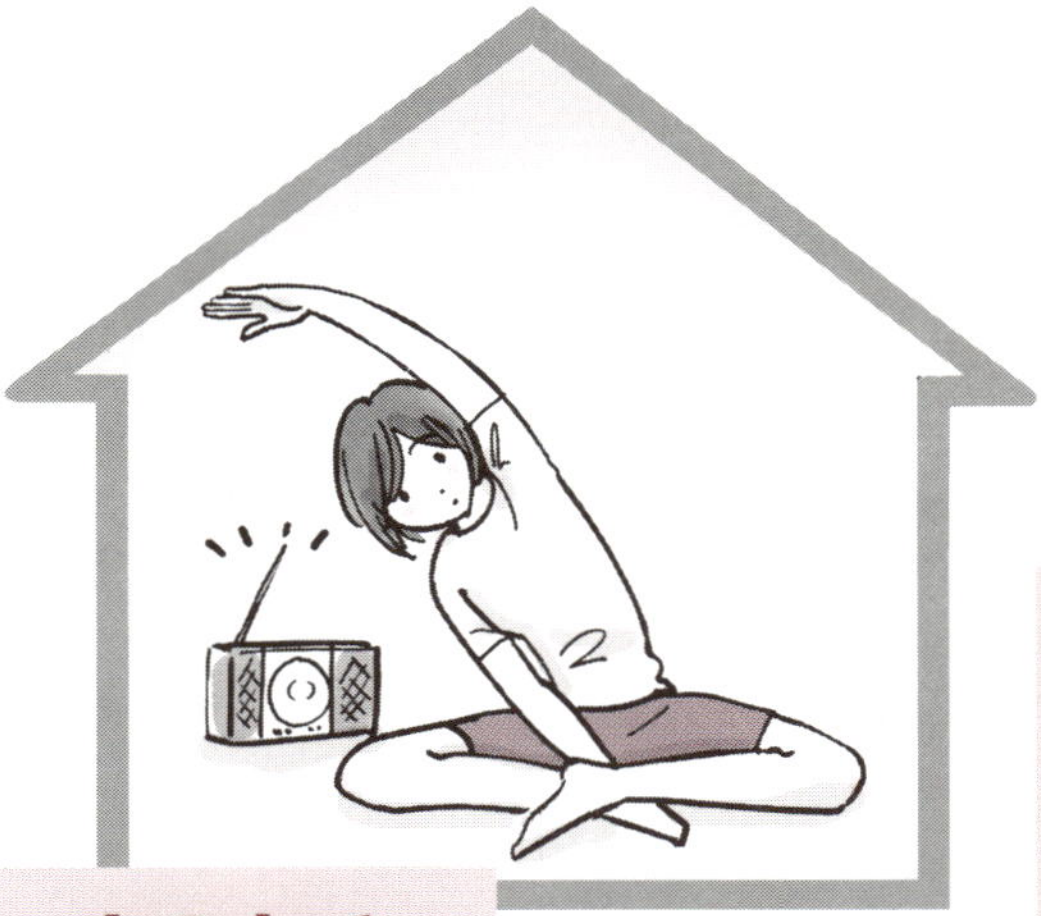

家の中で体を動かす

ラジオ体操をしたり、家事を進んでやるなど、家の中でも体を動かす機会はたくさんあります。特におすすめは、そうじです(80ページ参照)。

夜に運動する

人通りが減り、しかもお互い見えにくい夜は、外出の不安が小さくなります。ただ、安全には配慮しましょう。

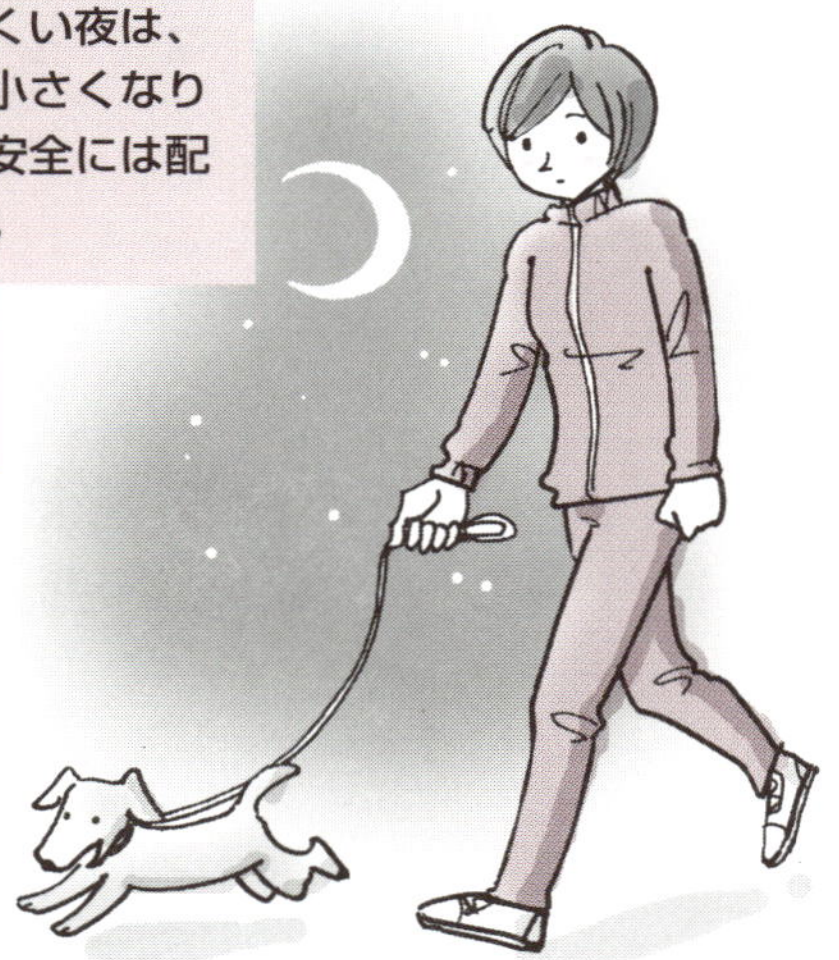

慣れてきたら日中に出る

体を動かす習慣がついてきたら、明るい時間に外で運動しましょう。太陽の光を浴びることは、生物にとって必要なことです。

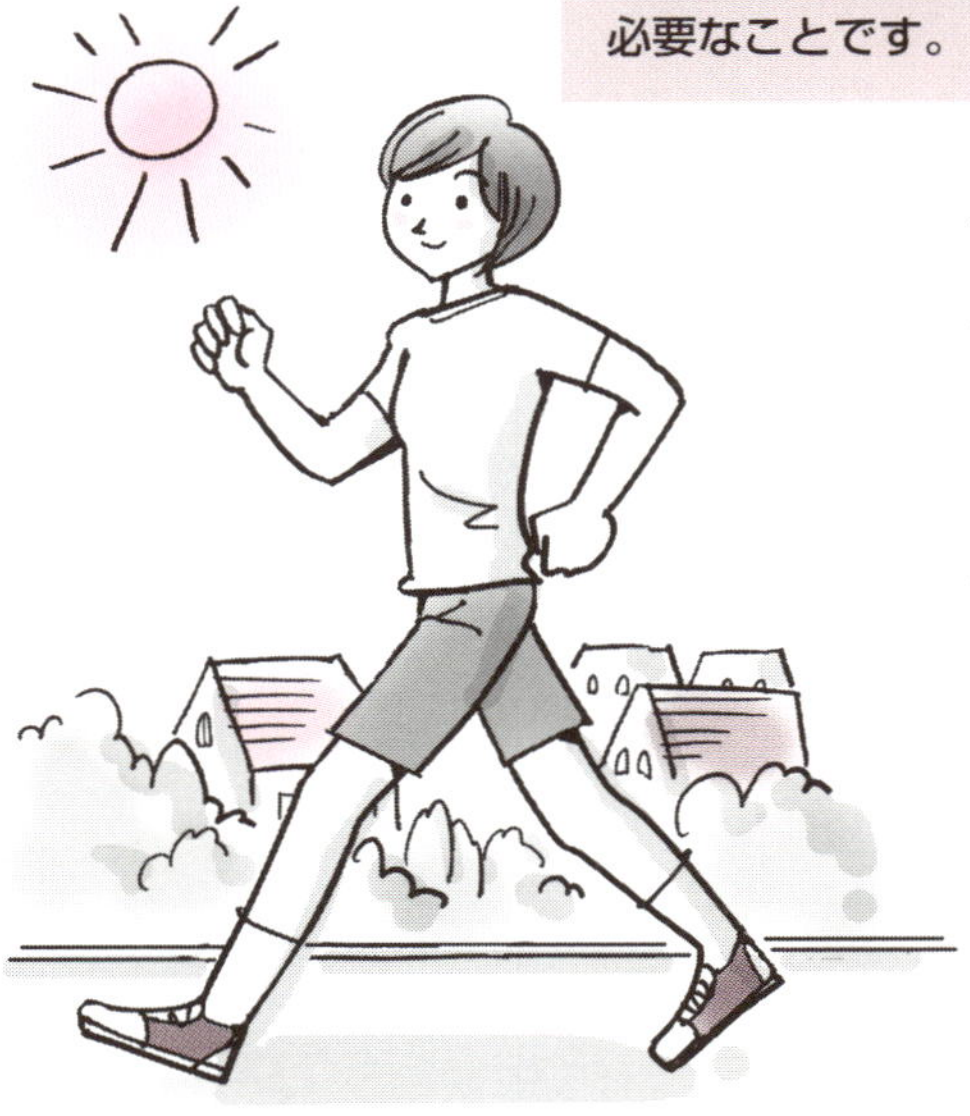

ズを取り入れたほうが、治りが早く、再発もしにくいことが明らかになっているのです。

脳への良い影響も期待できる

運動が、不安感やうつ状態、うつ病にどのように効くのか、まだはっきりとはわかっていません。ただ、動物実験では、脳のなかでもうつ病とかかわりの深い海馬という部位（32ページ参照）の神経細胞が、運動によって増えることがわかっています。

生活改善②

規則正しい生活リズムが心を落ち着かせる

社交不安症があると、仕事を辞めてしまったり、用のない日は家に閉じこもったりと、生活リズムが乱れやすいもの。でも、生活の乱れは心の乱れ。生活リズムを整えることは、治療にもつながります。

リズム正しく、メリハリのある生活を

規則正しくても、単調だと生活のいろどりが失われてしまいます。運動したり、趣味に没頭したりする時間も忘れずにとりましょう。

朝は決まった時間に起きる

一日の計は朝にあり。朝起きる時間を決め、起きたらすぐに雨戸やカーテンを開けましょう。光の刺激が、体を目覚めさせます。

人と会う時間をつくる

友人と会うなどの予定をできるだけつくりましょう。家に閉じこもるのを防ぎます。仕事をしている人は、職場の人にあいさつし、会話するよう心がけます。

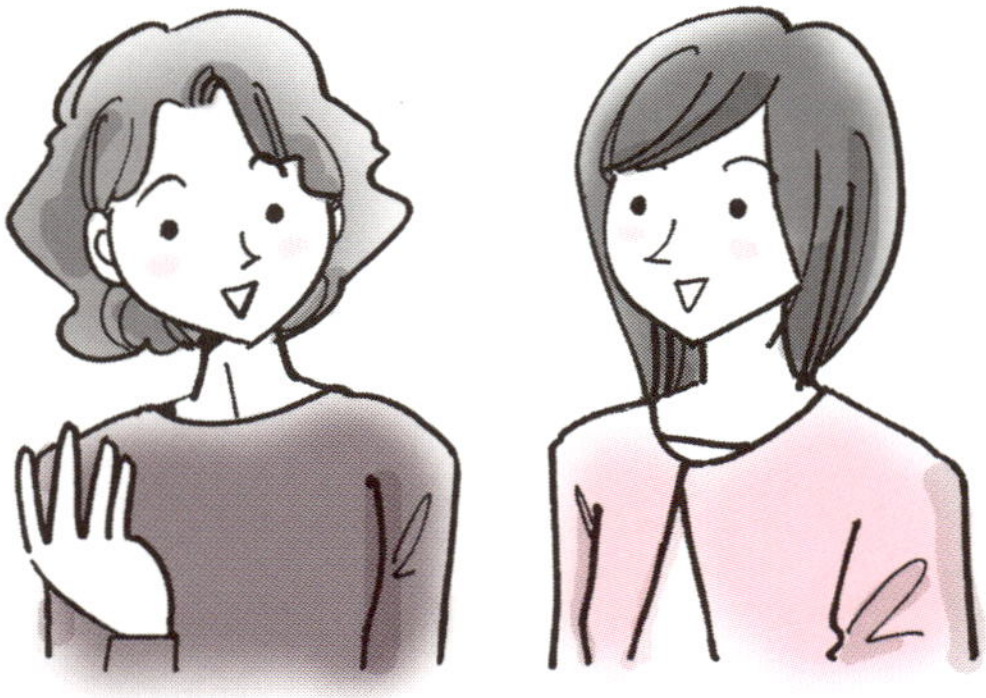

コーヒーやたばこは要注意

生活の中にリラックスタイムをつくるのは必要なことですが、注意が必要なのが、コーヒーとたばこです。どちらも一時的に不安をやわらげる働きがあるため、社交不安症の人のなかには、たばこやコーヒーを手放せない人もいるようです。

しかし、たばこによる抗不安作用は短く、そのあとはかえって不安感が増します。また、多量のカフェインには、不安を誘発する作用があります。

たばこはほかの病気のリスクも高めるので、禁煙がベスト。コーヒーや、紅茶などカフェインを多く含む飲み物は、一日に何杯も飲むのは控えましょう。

自分で決めて、他人といっしょに

生活リズムが乱れると、体の調子にもさまざまな影響が及びます。特に、ストレスに弱くなりやすく、ひいては不安や緊張を高めることにもなります。

朝決まった時間に起きて、バランスのとれた食事をとり、夜は一二時前に寝る。まずは自分で生活リズムをつくり、守りましょう。

食事は家族といっしょにとるなど、周りの人に合わせる時間をつくると、リズムが整いやすくなります。また、自分の殻に引きこもるのを防ぎます。

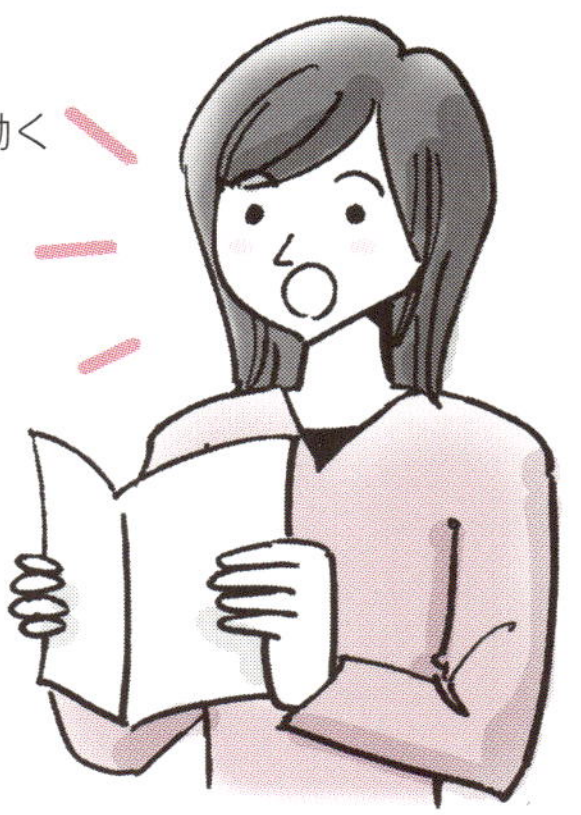

声を出して読むと、さらに脳が活発に働く

- 本や新聞を読む
- 手紙を書く
- 絵を描く
- 楽器を演奏する
- 手芸をする
- 工作や DIY をする

など

ちょっとだけ頭と体を使う趣味を取り入れる

手を動かしたり、手順を考えたりすると、脳、とりわけ前頭葉という部位が活性化します。前頭葉は、意欲や集中力、行動力などをつかさどる部位です。無理なく楽しめる趣味を、生活に取り入れましょう。

食事は自分で作って、みんなで食べる

献立を考えて、調理して、盛り付ける……料理には脳を刺激する作業がいっぱい。さらに、家族など人といっしょに食べると、食事の時間も一定になり、生活リズムが整います。

会話をしながら食事をすることは、心の健康も養う

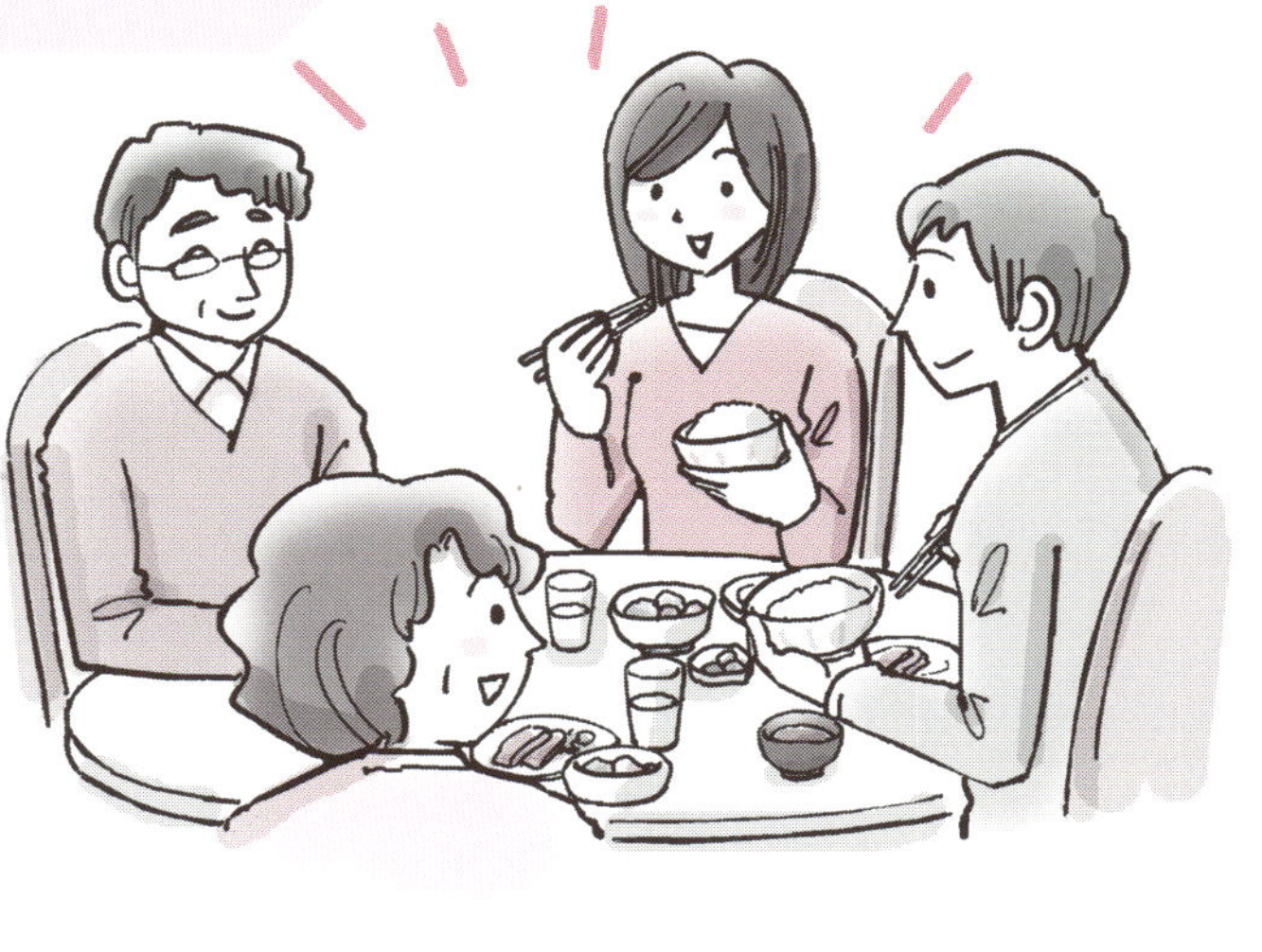

夜はしっかり寝る

朝決まった時間に起きるには、睡眠時間が定まっていなければなりません。夜は12時までには布団に入りましょう。

家事のススメ①

そうじで、家の中も心の中もすっきりと

家の中でできて、意外といい運動になって、しかもくよくよ思い悩むのを忘れて、気分が晴れる……社交不安症の人にとって、そうじは心のエクササイズでもあるのです。

そうじはいいことずくめ

そうじには、身の周りをきれいにするだけでなく、心の中にたまった不安やよどみを掃き出す効果もあります。

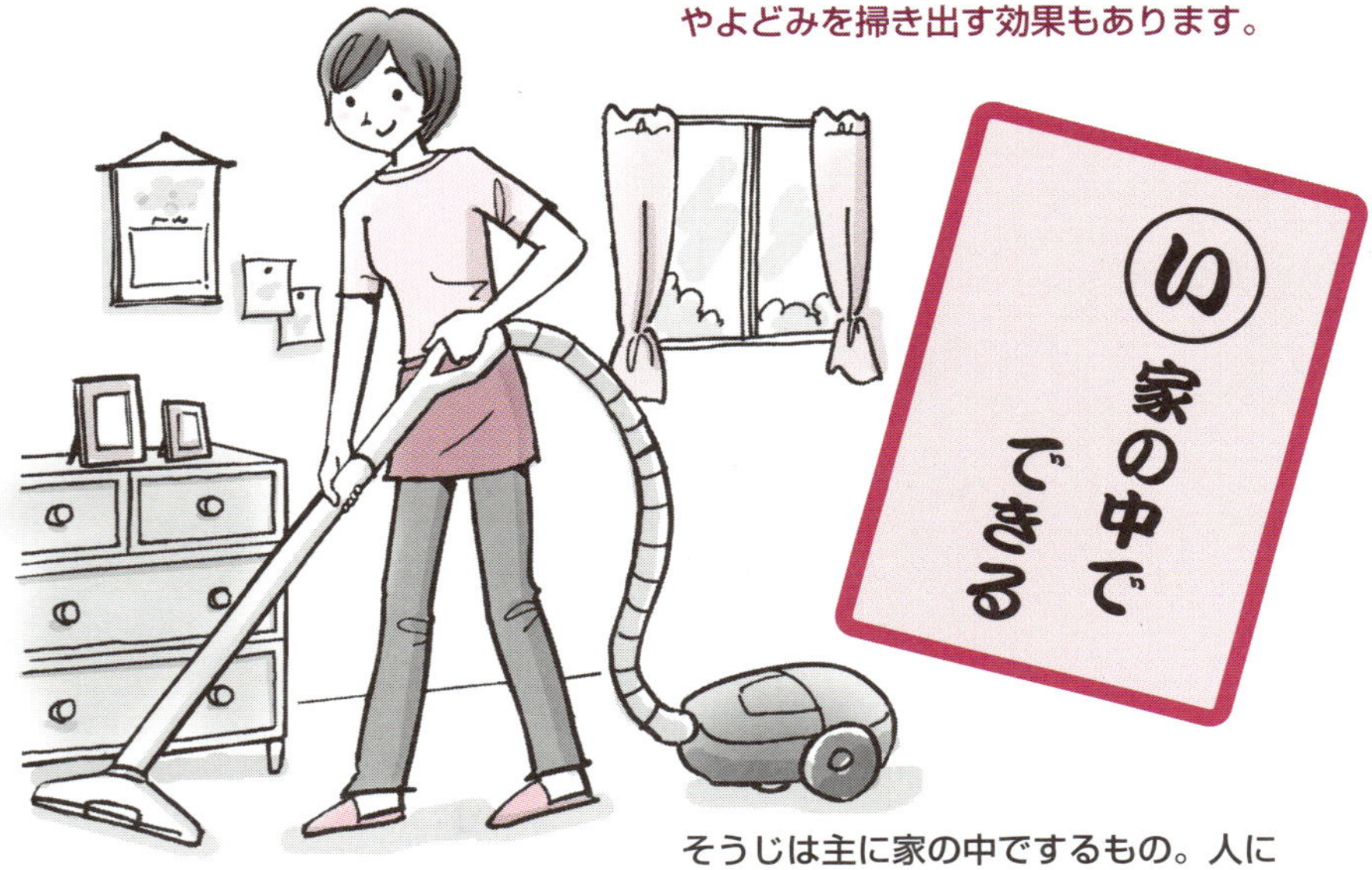

最初は、掃除機をかけるだけでもいい

そうじは主に家の中でするもの。人に会わずにすむのは、社交不安症のある人にとって大きなメリットです。体を動かすきっかけになり、しかも、自分が過ごす場所がきれいになります。

居場所と心はつながっている

不安感が強く気持ちが落ち込んでいると、やる気が低下し、身の周りのことに手がつかなくなってきます。そのため、片付けに気が回らず、部屋が散らかったままになりがちです。住む場所と心の状態はつながっているのです。

まず部屋を整えることから始めましょう。そうじです。

そうじがいいのは、できることから無理なく、ちょっとずつ始められるから。気分を変えるのはむずかしくても、床に落ちたごみを拾うのはすぐにできます。身の周りを少しずつ整えていくと、ふと、気分が晴れてきていることに気づくはずです。

目の前の汚れに
集中しよう

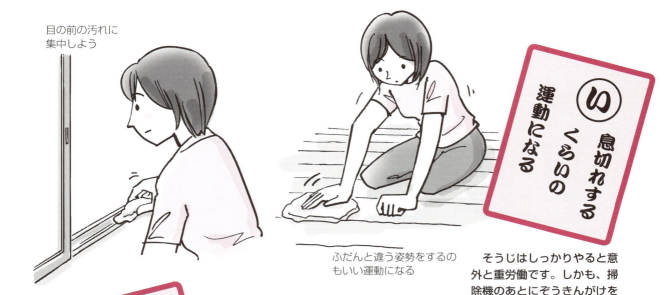

ふだんと違う姿勢をするのもいい運動になる

い　息切れするくらいの運動になる

そうじはしっかりやると意外と重労働です。しかも、掃除機のあとにぞうきんがけをプラスするなど、工夫しだいで運動量を調節できます。

こ　困りごとを忘れられる

そうじ中は、目の前の汚れに集中できるので、悩みや心配ごとから心を解放できます。しかも、成果を目で見て確認できるので、達成感や自信につながります。

と　とりあえず始められる

ぬぎっぱなしの服をハンガーにかけるだけでもきれいになる

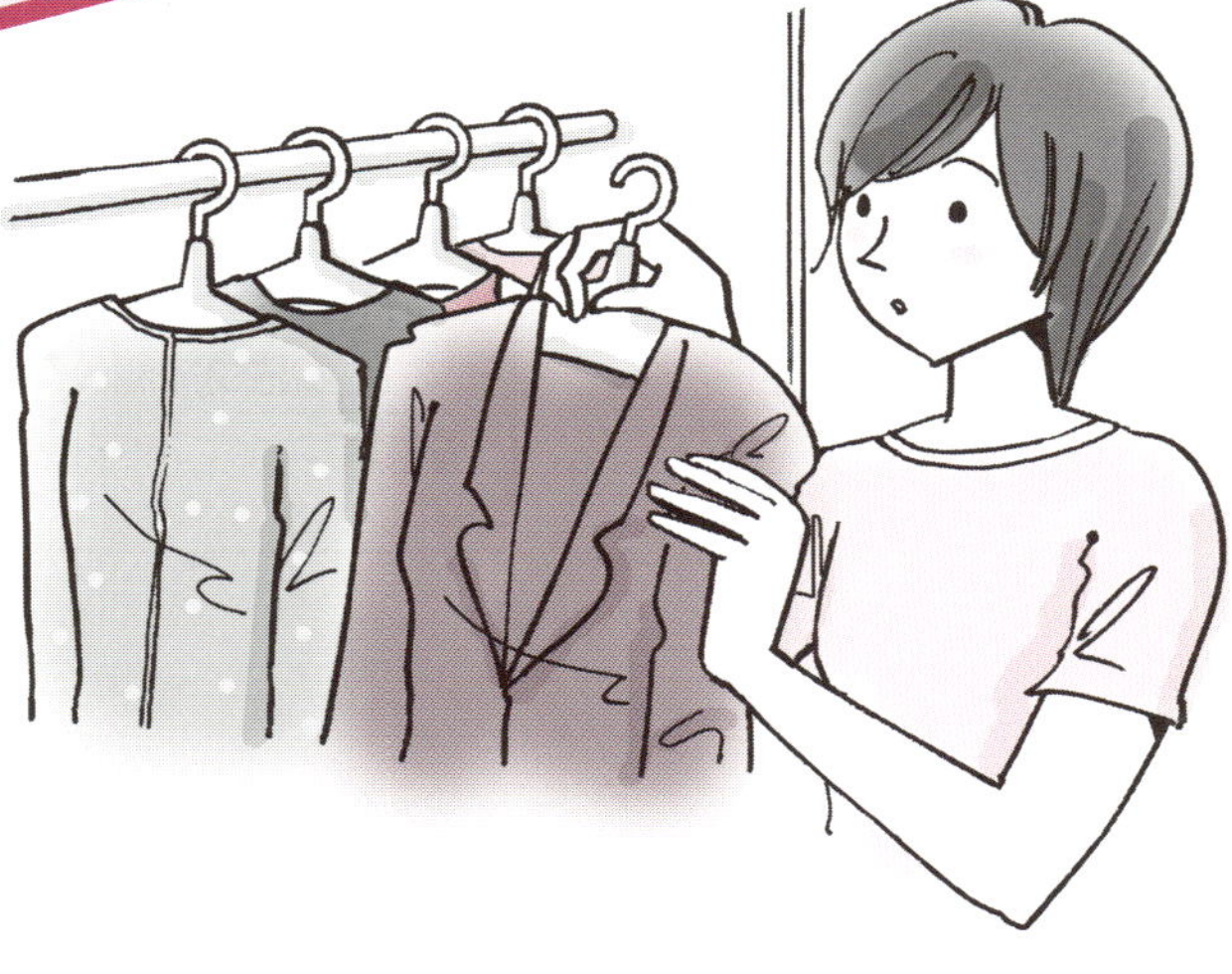

どんなにおっくうでも、気持ちが沈んでいても、目の前のごみは拾えます。床にちらばった本や雑誌を棚に入れるだけでもスッキリ。むずかしいことはなく、すぐに始められるのも、そうじのいいところです。

家事のススメ②

家族との関係もスムーズになりやすい

自分の部屋をそうじすることで、自分の心が晴れるように、家の中をそうじすると、家族みんなの心がスッキリします。そうじが、周囲の人との潤滑油にもなるのです。

そうじでいいサイクルをつくろう

そうじを介して、周囲の人との関係もスッキリ・スムーズにしていきましょう。皆に感謝され、自信をもてるようになり、それが安心感につながります。

①そうじの「きまり」を決める

そうじには終わりがありません。前もって範囲や時間を決めておかないと、息切れして続かなくなってしまいます。

15分がんばる

生活の中に組み込むなら、欲張るのは禁物。15分だけと決めておくと負担になりません。

午前中にする

きれいな場所で過ごす時間が長くなりますし、体を動かすので生活のリズムがつきやすくなります。

自分をほめる

きれいになったところにしっかり目を向け、声に出して自分をほめましょう。

②自分の身の周りから始める

まずは自分のことから始めます。自分が過ごす場所がきれいになって整うと、心の中も整ってきます。

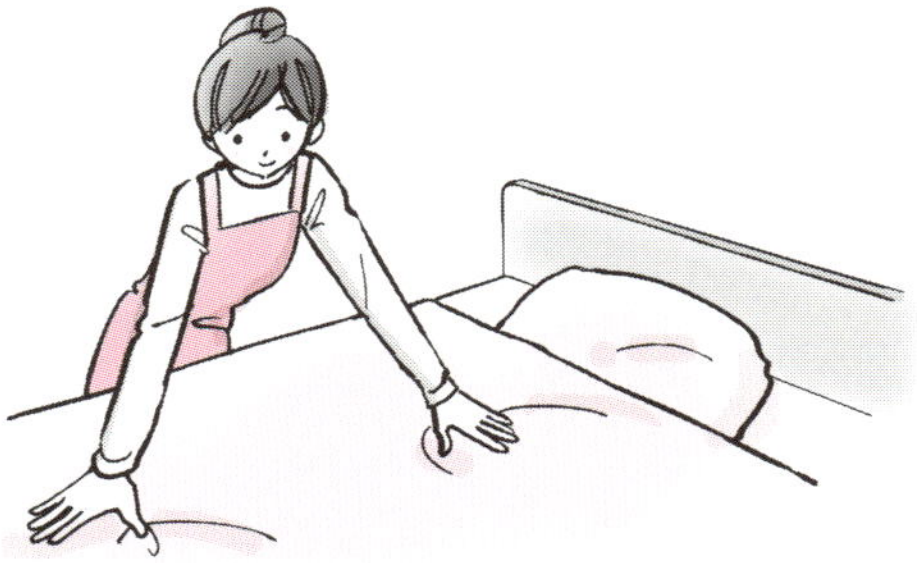

自分のベッドメークから始めてもいい

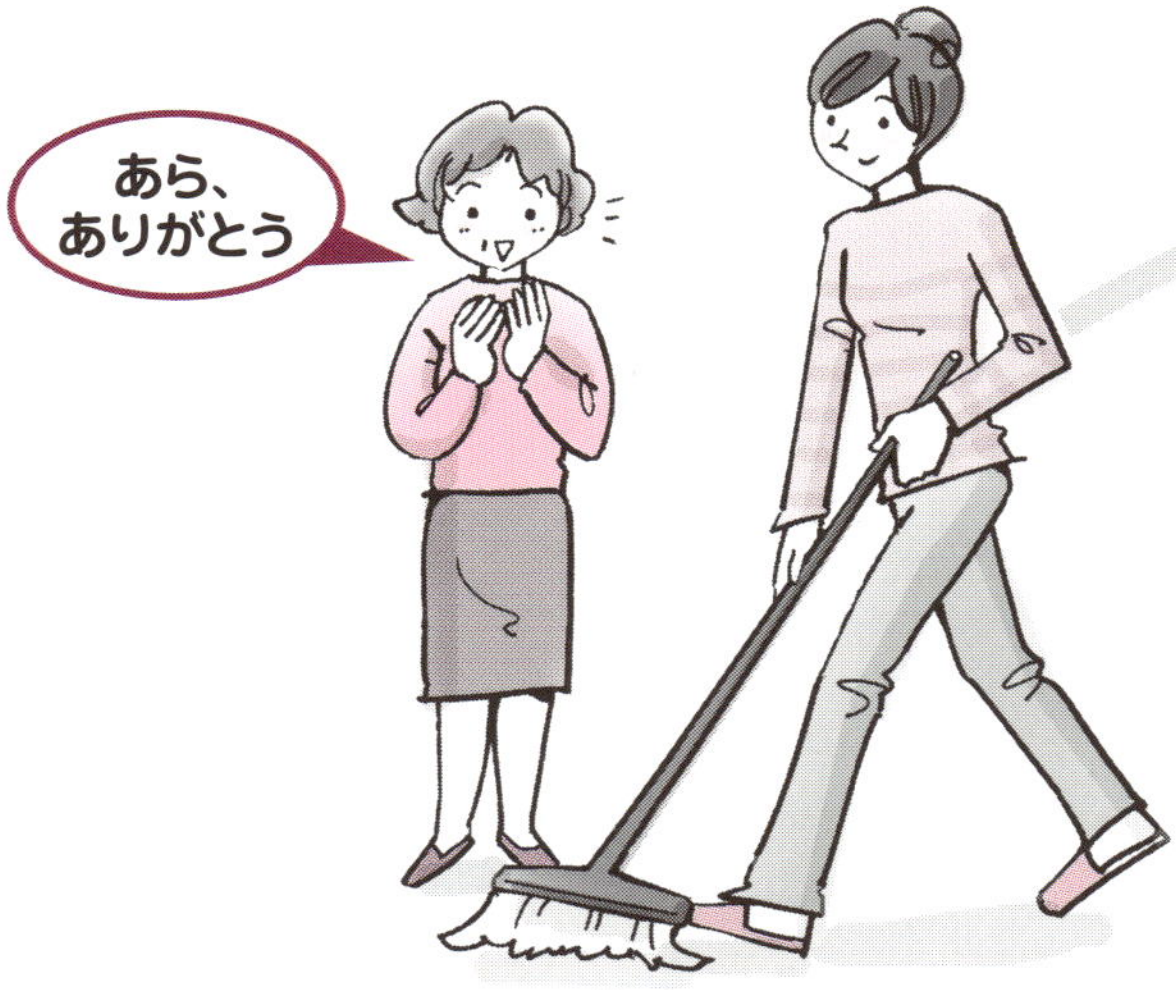

皆が使う場所は自分も使う場所。自分のためになることが、皆の役にも立つ

③家の中まで範囲を広げる

家族といっしょに使うスペースもそうじします。一気にする必要はありません。ルールを守って、一日一善ならぬ「一日一そうじ」でコツコツ続けましょう。

職場でも心がけよう

自分の机だけでなく、給湯室や皆で使う資料を整理整頓するなど、今いる場所をちょっとだけきれいにしてみましょう。

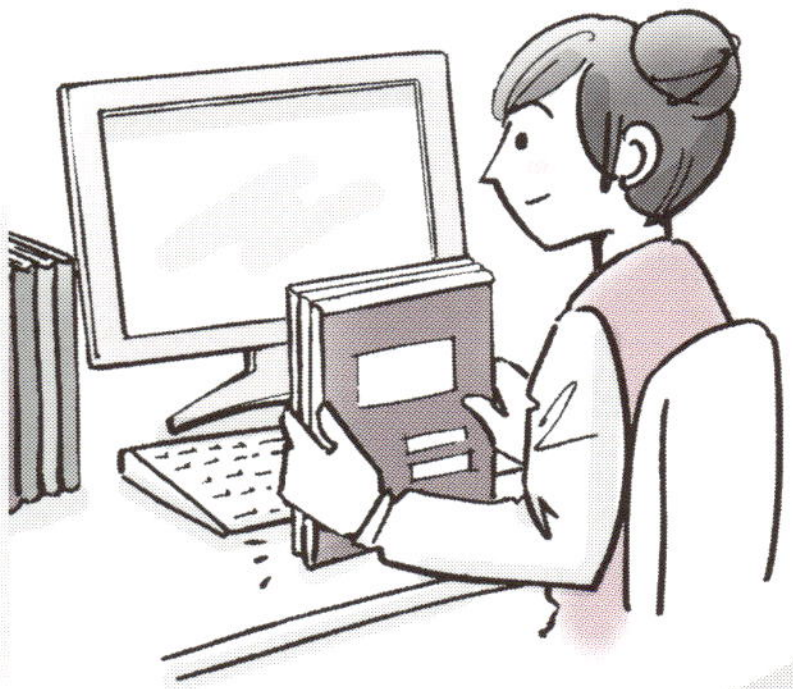

そうじの五徳

そうじをするとよいことが５つあります。これが「五徳」です。

①きれいになって気持ちがよい
②そうじをすると気持ちが清々しくなる
③汗をかける
④周囲の人から感謝され、人間関係がスムーズになる
⑤マインドフルネス（第5章参照）
――今に生きることができる

きれいになって嫌な人はいない

自分の部屋がスッキリしたら、リビングやキッチン、バスルームなど、家族といっしょに使うスペースにも目を向けていきましょう。自分の心がそうじで晴れるように、きれいになったのを見れば家族の気持ちも晴れるでしょう。きっと感謝されるはずです。

COLUMN

周囲の人へ④「あたりまえ」と考えるのをやめましょう

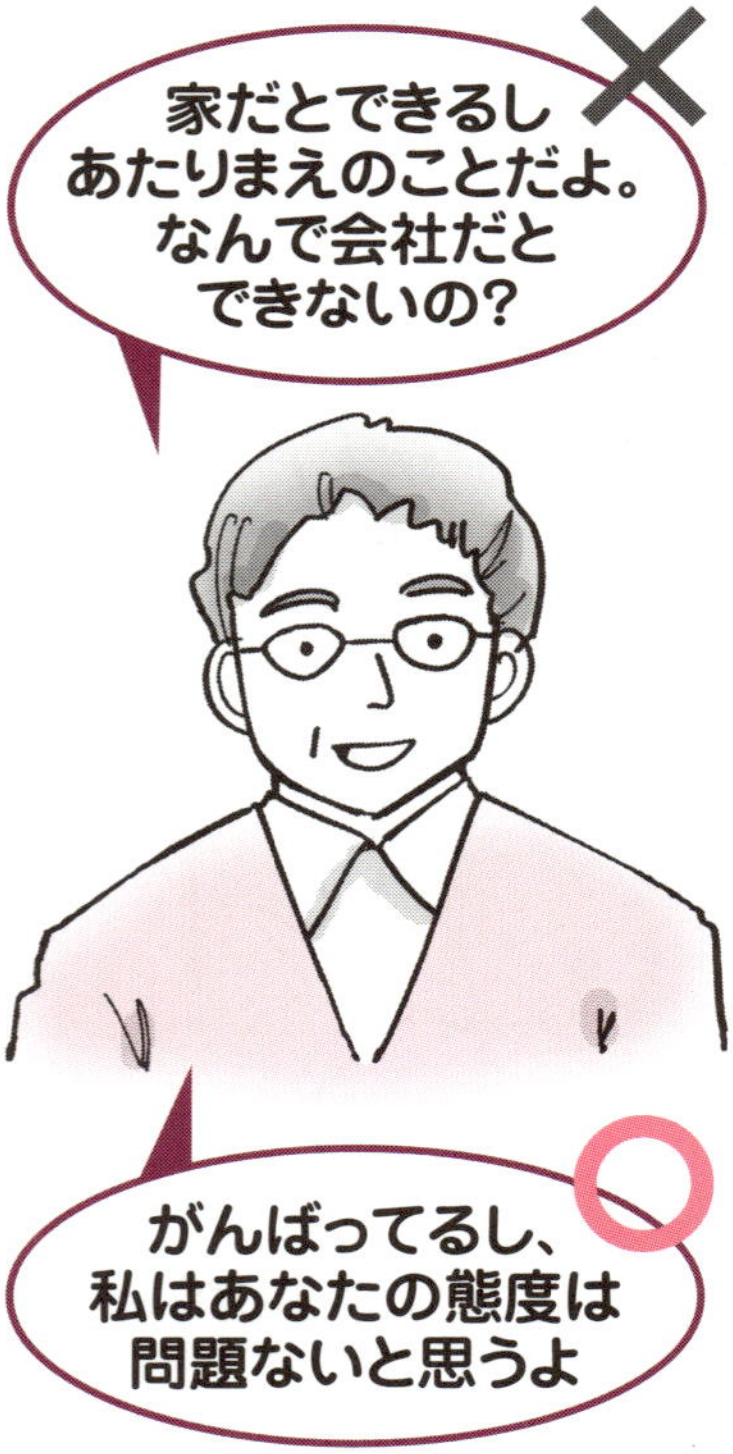
×
家だとできるし　あたりまえのことだよ。なんで会社だとできないの？
○
がんばってるし、私はあなたの態度は問題ないと思うよ

周囲の人が本人を肯定することが、本人の自信につながる

「あたりまえ」は責める言葉になりやすい

社交不安症のある人に、周囲は「そんな場合は緊張してもあたりまえ」「あたりまえのことだと思うけどね」などと言いがちです。こうしたなにげない言葉でも、患者さんは責められたと感じることも。拒絶過敏性があるからです。

ところで、あたりまえと思っている人は誰でしょう？　自分以外の「みんな」があたりまえと思っているかどうか、実際にはわからないはずです。あたりまえと思っているのは、あなただけかもしれません。

「あたりまえ」の代わりに、「私は」と言ってみましょう。すると、患者さんを責めるのではなく、意見を伝えられるようになります。「あなたを心配している」など、自分の素直な感情に気づくきっかけにもなります。

「あたりまえ」の反対は「努力」と「がんばり」

あたりまえの反対とは、努力であり、がんばりです。あたりまえと考えるのをやめると、本人ががんばっていること、そして、できない自分をふがいないと思っていることが見えてきます。本人への接し方や、かける言葉も自然とやわらいでくるでしょう。

5

マインドフルネスで心を開放する

マインドフルネスとは、
過去や未来を思い悩むのではなく、
「今」の一瞬に集中して感じ取ること。
マインドフルネスを中心にリラクゼーション法を
身につけ、不安に負けない心を育てましょう。

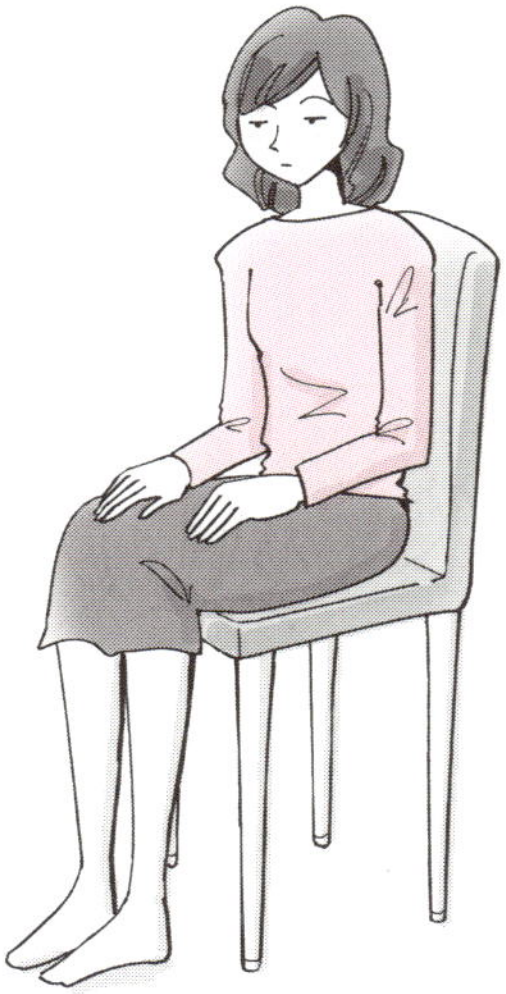

マインドフルネスとは

「今」「ここ」に集中する心のありよう

マインドフルネスとは、過去を悔やんだり未来を思い悩んだりするのをやめ、今、ここにいる自分に集中する心の状態を目指すこと。社交不安症など、不安症の解消に高い効果を発揮します。

今、ここ、からは不安が生まれない

悩みや不安は、ネガティブな予測や考え方から生まれるもの。過去や未来を意識することが、不安の原因になります。

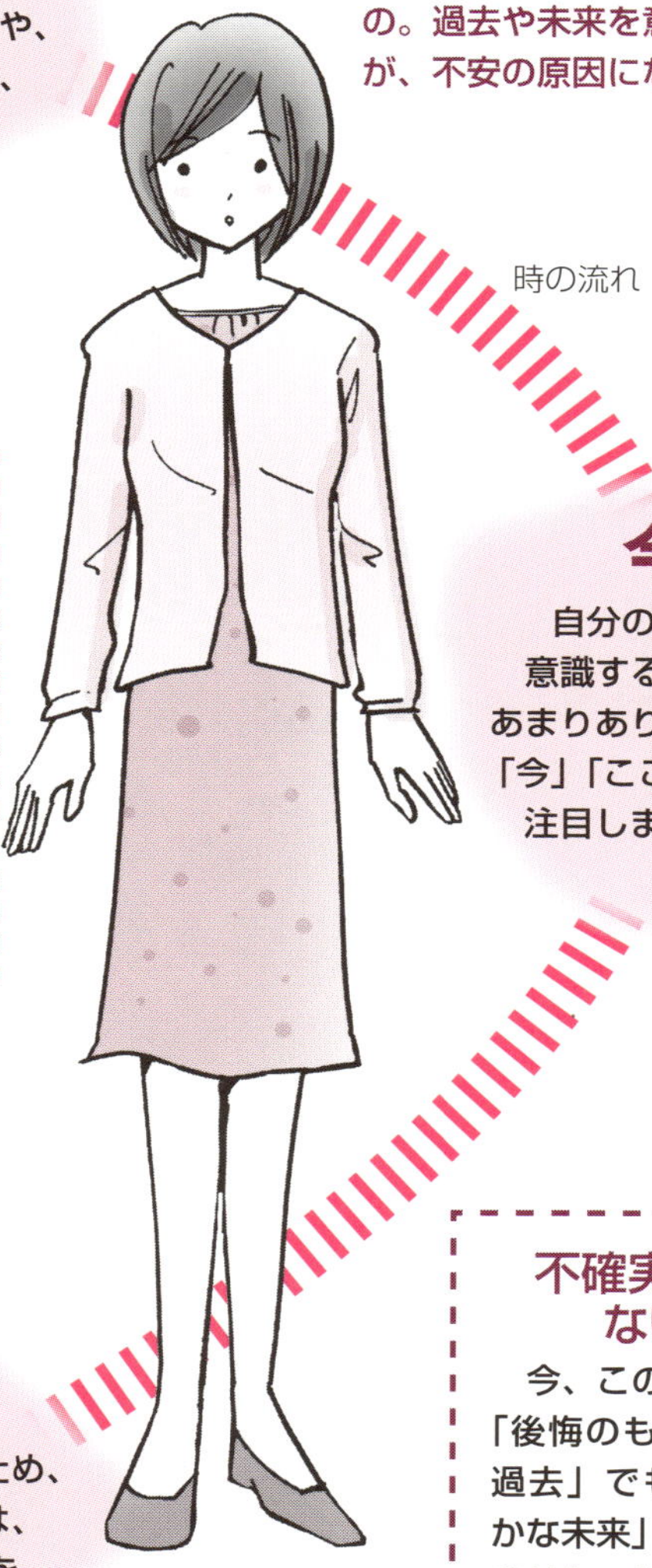

過去

過去は変えられないために、起こってしまったことや、自分の行動を悔やみ、思い悩む原因に。

不安のもとになる

「あのとき、こうしていたら」「この先、こうなるかもしれない」など、不確実なことや、ネガティブな予測が、不安や悩みを生み出します。

未来

どうなるかわからないため、社交不安症のある人は、いくらでも悪い予測を立ててしまいがち。

今

自分の現状を意識することは、あまりありませんが、「今」「ここ」にこそ注目しましょう。

不確実さがない

今、この瞬間は、「後悔のもとになる過去」でも、「不確かな未来」でもありません。ただ現実があるだけです。

不安をやわらげる効果がある

「今」に目を向けるマインドフルネスには、いくつかの方法があります。取り組みやすい方法でおこない、大地に根をおろしたようにしっかり自分を支えましょう。

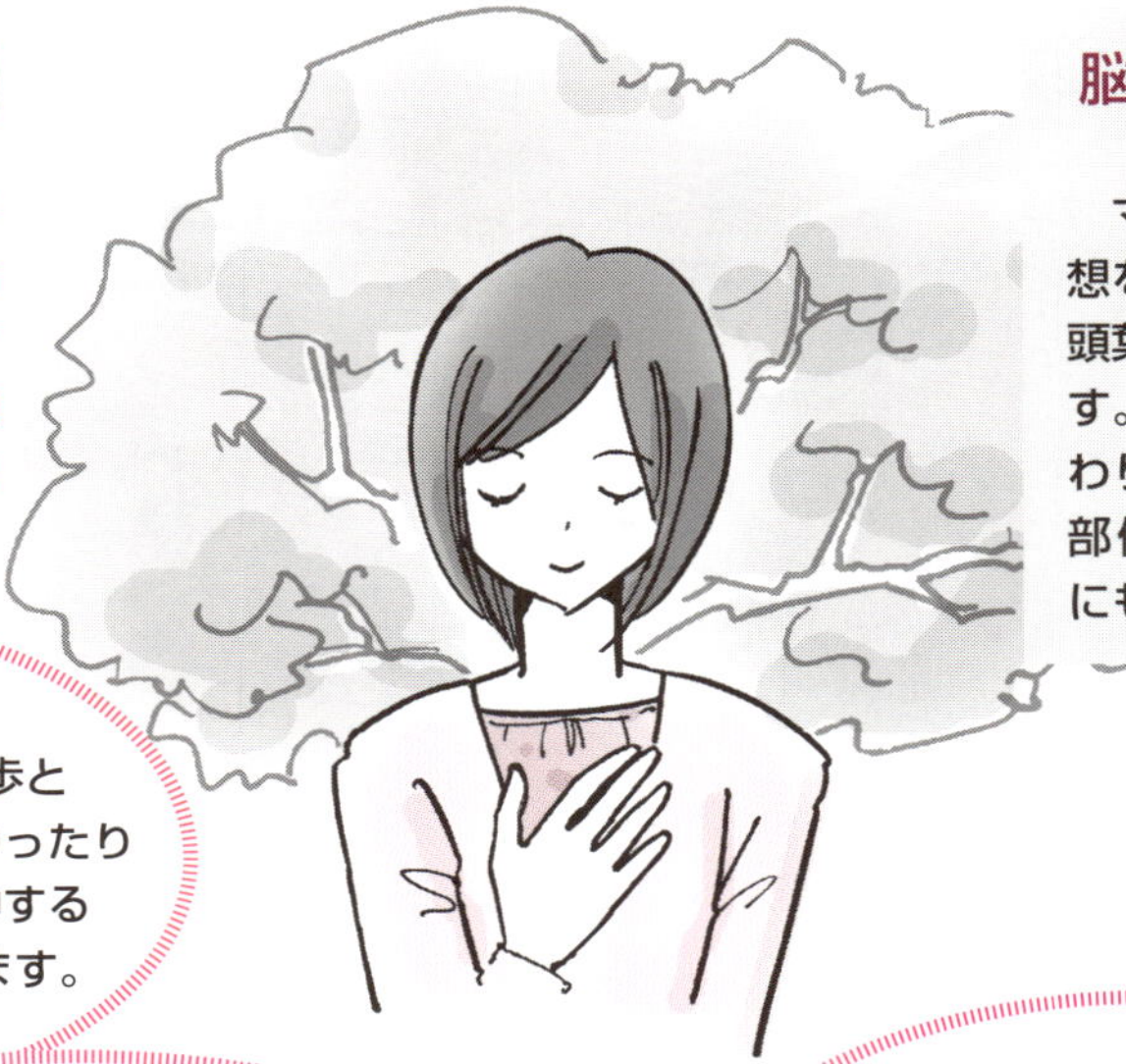

脳にも良い変化をもたらす

マインドフルネスめい想をおこなうと、脳の前頭葉の血流が良くなります。また、不安症とかかわりの深い「島」という部位（32ページ参照）にも変化が見られます。

呼吸法

マインドフルネスの第一歩となるのが、腹式呼吸です。ゆったりした気持ちで、呼吸に集中することで、今に意識を向けます。
→ 88 ページ

座って取り組む マインドフルネスめい想

座ってじっくり取り組むマインドフルネスめい想は、慣れると高い効果を実感できます。→ 90 ページ

日常で取り組む マインドフルネス

呼吸法、めい想に慣れてきたら次におこないたいマインドフルネスです。日常生活で、今のこの瞬間、自分がしていることに集中し、意識を向けるようにします。→ 92 ページ

不安は頭の中でつくられる

不安には実体がない、というと、そんなことはないと思うかもしれません。「明日、失敗したらどうしよう」「前回のミスをくり返すかもしれない」など、不安には明らかに要因があるように見えるでしょう。

しかし、不安の本当のもとは、「○○したら」「○○かもしれない」といった不確実さです。過去の経験から、頭の中で悪いシミュレーションをするために、不安が生まれるのです。

今の自分に心と感覚を向ける

一方、「今」というこの瞬間は、不確実さのない現実です。マインドフルネスでは、過去や未来の不確かさではなく、「今」に集中します。「今」を一生懸命に生きるよう意識し、練習を重ねることで、ストレスを緩和し、不安をやわらげることを目指します。

やってみよう①

ゆっくり、深い呼吸を身につける

いつでも、意識しなくても私たちは呼吸しています。呼吸に意識を向け、よりリラックス効果の高い呼吸法を身につけることが、マインドフルネスの第一歩です。

呼吸が体を変える

呼吸は生きるために欠かせないいとなみで、私たちが意識する以上に、体の状態とかかわっています。

通常は胸式呼吸をしている

ほとんどの人は息を吸うとき胸を膨らませる「胸式呼吸」をしています。腹式呼吸に比べて呼吸が浅く、回数も多いのが特徴です。

▼胸式呼吸をしていると……

体温………	低い
心拍数……	高い

腹式呼吸を意識すると

おなかを大きく使って深く息をするのが腹式呼吸です。胸式呼吸に比べて酸素を取り込む効率がよくなり、ゆっくりした呼吸になります。

▼腹式呼吸をしていると……

体温………	高い
心拍数……	低い

体が自然にリラックスモードになる

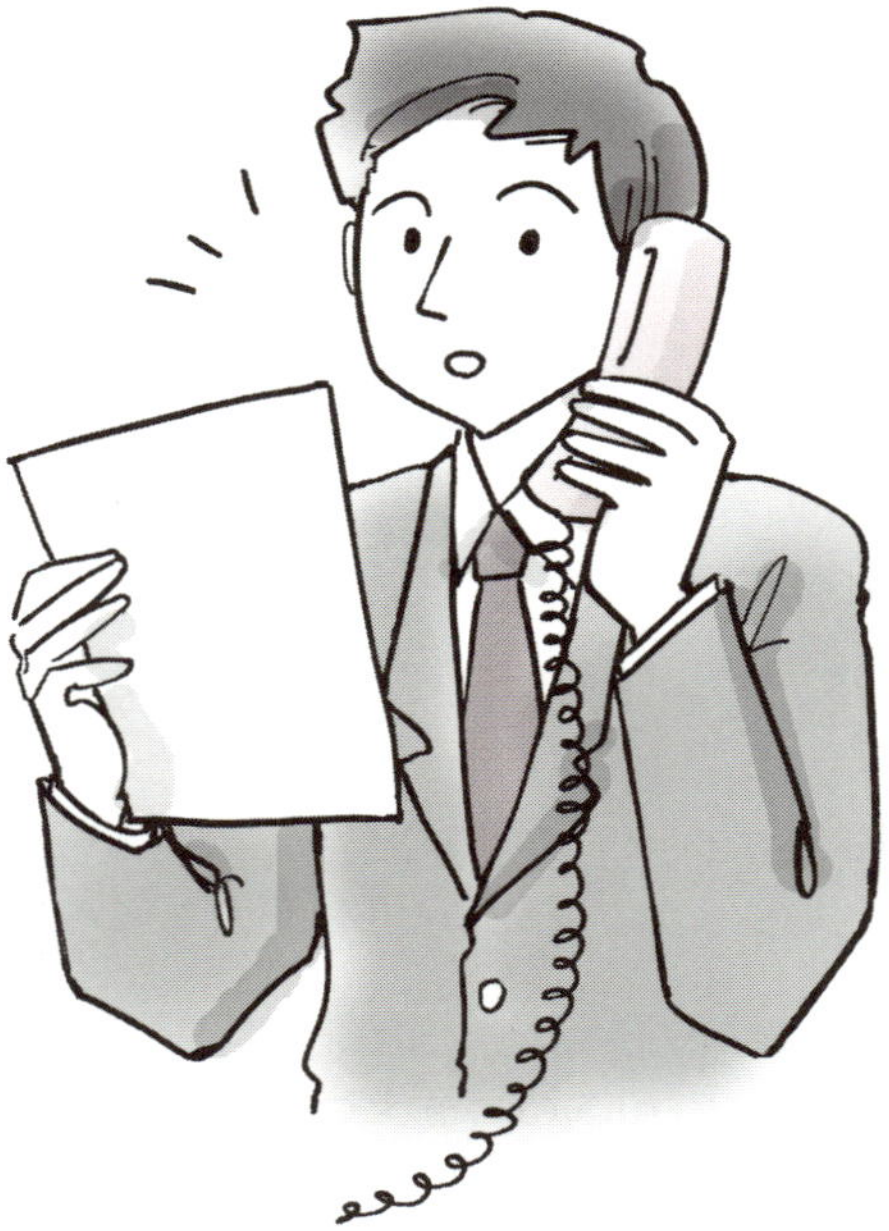

仕事中など、ふだんは胸式呼吸をしている。話をするときも胸式呼吸をしている人がほとんど

呼吸はマインドフルネスの基本

呼吸は、心身の状態と深くかかわっています。おなかを使う腹式呼吸はリラックス効果が高く、マインドフルネスをはじめ、さまざまなリラクゼーションの基本です。

いつでも、どこでもできるリラックス法としてマスターしておきましょう。

腹式呼吸をマスターしよう

最初はあおむけになって、意識しておなかを動かします。慣れると、どこででもできるようになります。腹式呼吸をするだけでもリラックス効果はあります。

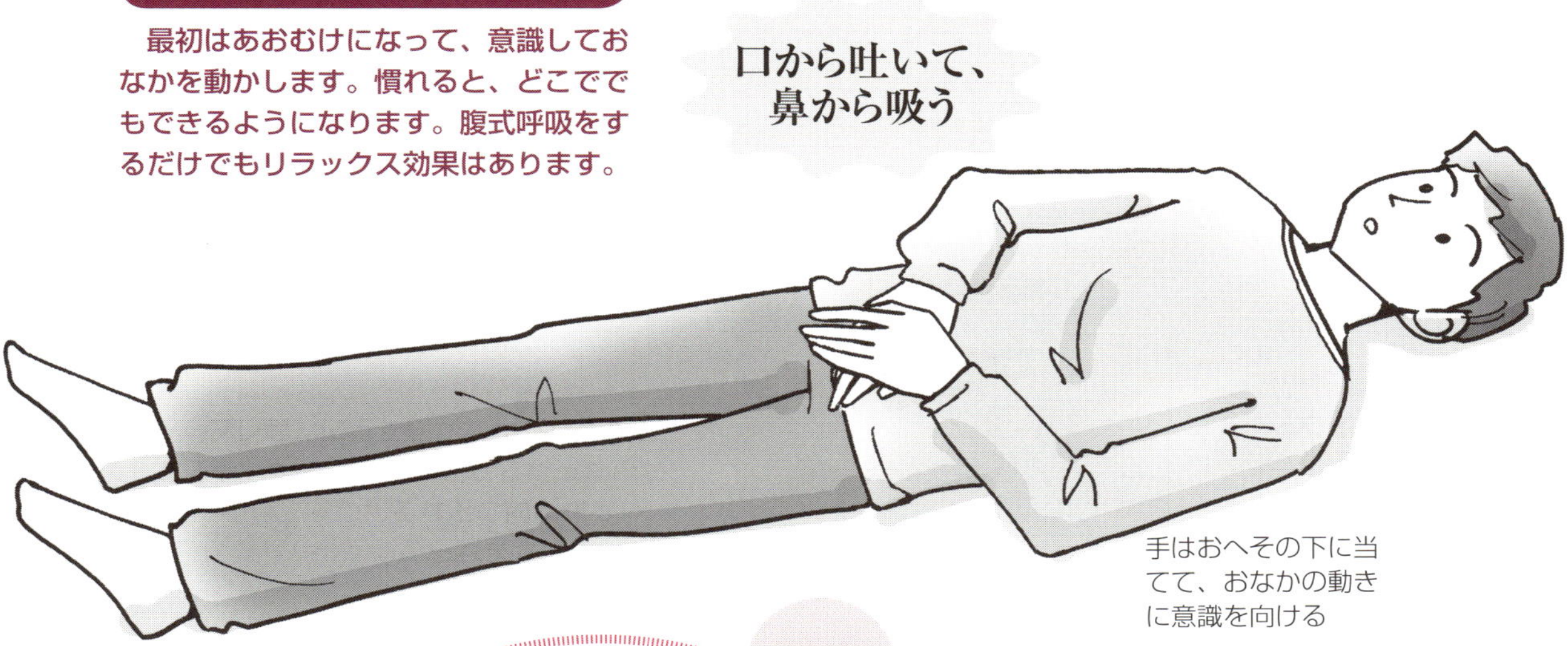

手はおへその下に当てて、おなかの動きに意識を向ける

6秒

①まず、息を吐き出す

口をすぼめて、おなかをへこませながらゆっくりと息を吐き出します。

①と②をくり返します。

4秒

②鼻から息を吸う

おなかを膨らませながら、体のすみずみまでいきわたるようにゆっくりと息を吸い込みます。

立ってもできる

慣れてきたら、いろいろな姿勢でできるようになります。電車の中など、口から息を吐くのがためらわれるなら、鼻から吐いても OK です。

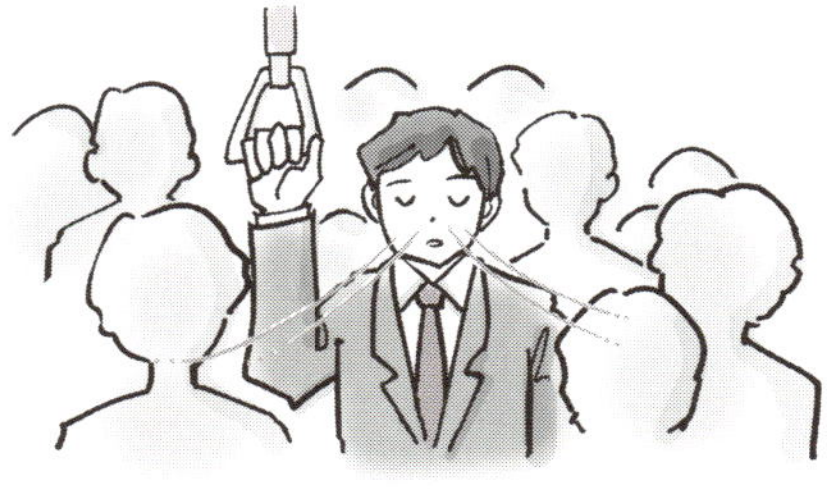

ゆっくりと、自分の周りを吐いた息で満たすようなイメージで

やってみよう②

めい想で自分の内と外を感じ取る

座っておこなうマインドフルネスめい想は、まさに座禅。ゆっくりと座って心を落ち着け、自分の体の状態と心のありようをじっくりとながめます。

まず、姿勢を整える

マインドフルネスめい想は、ゆったりとした服装で、正しい姿勢をつくるのが大切。姿勢が崩れていたり、体を締めつける服装だと、途中で痛みや不快感が出て、集中しづらくなります。

背すじを伸ばす

リラックスして、体の力を抜きますが、腰から頭までまっすぐに。背すじを伸ばすと、おのずとほかの部分の姿勢も整います。

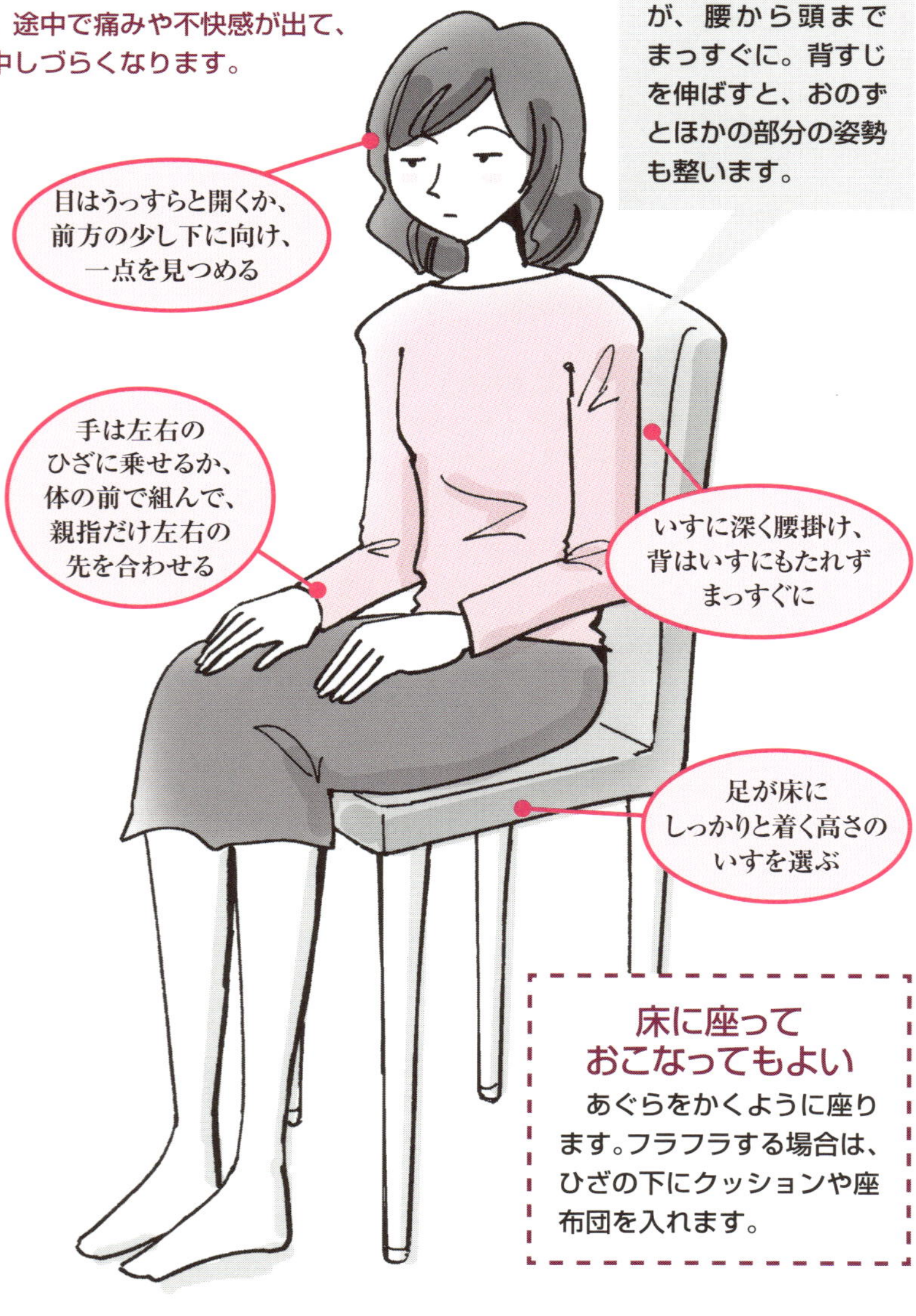

目はうっすらと開くか、前方の少し下に向け、一点を見つめる
手は左右のひざに乗せるか、体の前で組んで、親指だけ左右の先を合わせる
いすに深く腰掛け、背はいすにもたれずまっすぐに
足が床にしっかりと着く高さのいすを選ぶ

床に座っておこなってもよい

あぐらをかくように座ります。フラフラする場合は、ひざの下にクッションや座布団を入れます。

考えすぎず、心の移ろいをながめる

外に意識を向け、心に浮かんでくる思いや感情は深く追わずに、心をあるがままにしておきます。腹式呼吸でおこないましょう。

10分を目安にする

タイマーなどを利用して、10分を目安に。むずかしいようなら、最初はもっと短くてもかまいません。慣れたら、少しずつ長くしていきましょう。

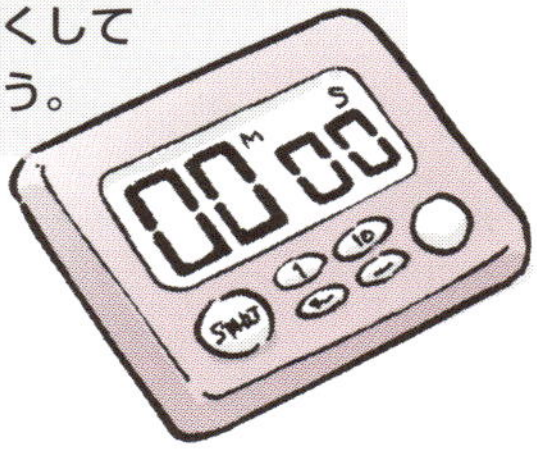

①呼吸に集中する

おなかや胸の動きに意識を向け、呼吸に集中します。ほかのことを考えそうになったら、「吸って、吐いて」と心の中で唱えて、意識を戻します。

②心に浮かぶ考えをただ受け止める

呼吸に集中し、気持ちが落ち着いてきたら、心に浮かぶ思いや、音や温度、触覚などの感覚を受け止めます。

評価しない

「寒い」と感じるのはよいのですが、「薄着だったからダメだ」など、判断したり評価はしません。不安を感じたら、その原因を追求せず、ただ「今私は不安を感じている」と受け止めるにとどめましょう。

③身の周りの様子を感じる

呼吸の感覚、座っている自分の体の状態、身の周りの音、風など、「今この瞬間」のありとあらゆることを感じ取るようにします。ひとつのことにこだわりません。

毎日、朝晩一〇分ずつが理想的

マインドフルネスめい想は、できれば朝と夜の二回おこないましょう。時間を決めるのが理想的ですが、とにかく、続けることが大切です。

最初から長い時間しようとすると無理が出るので、慣れないうちは短い時間でかまいません。少しずつでも、長く続けることで不安を感じにくい心を育てます。

やってみよう③

「今していること」をいつも意識して

「今」に集中するマインドフルネスは、その気になればいつでも実行できます。ポイントは、ゆっくり、ありのままに感じ取ること。自分自身や周囲のものごとへの評価や判断をしてはいけません。

ゆっくり、注意深く

「今」「ここ」に意識を向けるためには、気持ちを集中させて、ゆっくり、注意深く感じるのが重要です。

ゆっくりする

日常の生活の中で、マインドフルネスをおこなうときは、動作をゆっくりにします。細かなことに意識が届きやすくなり、より効果が高まります。

実況中継する

自分の動作に気を配り、「今、何をしているか」を言葉で表します。日常の行動をなんとなくするのではなく、それぞれの動作を、集中して心を込めてできるようになります。

足の裏が地面についている

今、箸を持っている

感覚をキャッチする

動作と、そのときに五感で感じたことも言葉にしましょう。ありのままをそのまま表現するよう心がけます。

甘い

赤い色だ

赤い色がきれい ×

！「おいしい、まずい」などの評価や、「良い、悪い」「正しい、正しくない」などの判断はしません。

自分の行動、感覚を言葉にする

日常生活でも、マインドフルネスを実践しましょう。むずかしく考えずに、今、この瞬間に自分がしていることを、五感をフル活用して感じ取り、そのまま言葉にしてください。「今」に集中する心のありようを身につけると、不安がやわらぎ、緊張しにくくなる効果があります。

生活をゆっくり味わう

日常生活でおこなうマインドフルネスは、食事のように、時間をかけておこなう行動から始めるのがおすすめ。気分が落ち込んだときにおこなうのもよいでしょう。

マインドフルネスな散歩

歩く動作に集中して、ゆっくり歩きます。踏み出した足が地面に着く感覚、けり出した足の動き、体重の移動などにも意識を向けましょう。

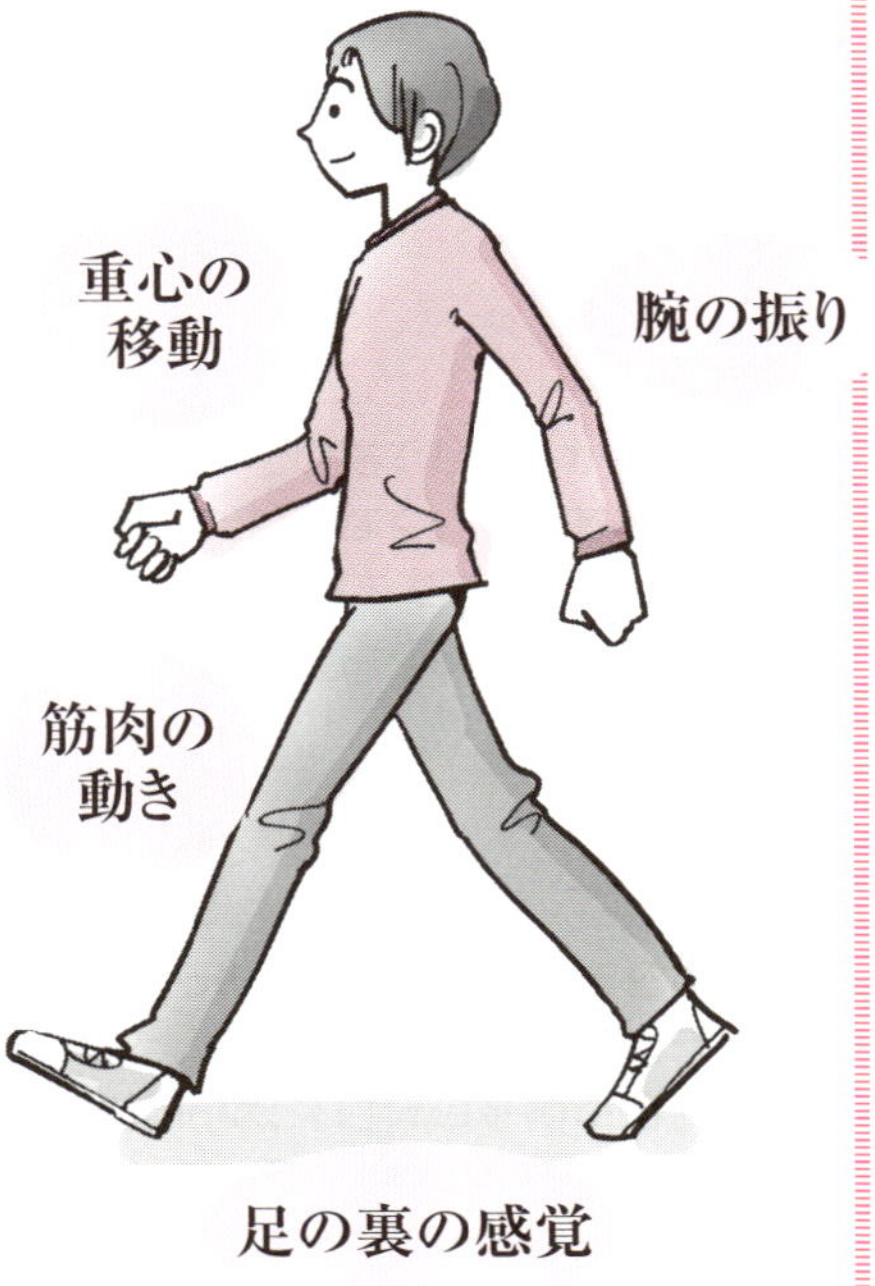
重心の移動
腕の振り
筋肉の動き
足の裏の感覚

マインドフルネスな食事

スマホやテレビを見たり新聞を読んだりしながら食べる「ながら食べ」をやめ、食事に集中します。まず盛り付けをしっかり見ます。唾液が出る感覚、口の中でかむ感覚、食道を通りすぎる感覚、胃に落ち着く感覚を感じます。

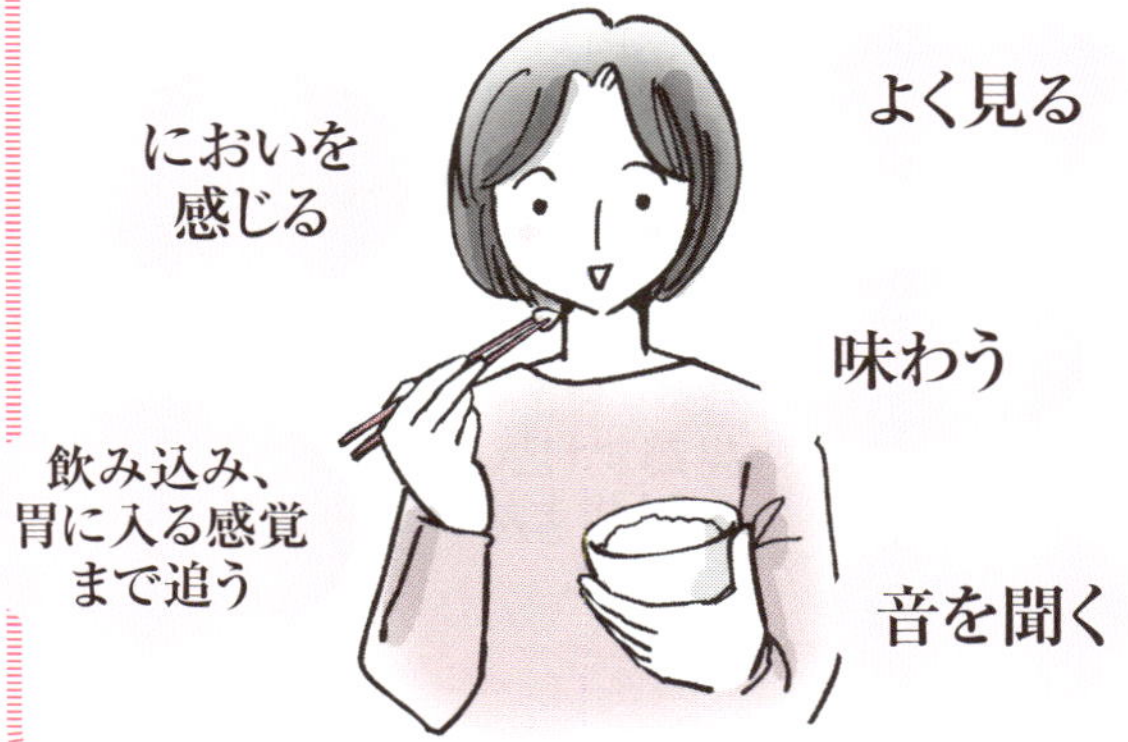
においを感じる
よく見る
味わう
飲み込み、胃に入る感覚まで追う
音を聞く

マインドフルネスに体を感じる

あおむけに寝て、自分の体のすみずみに注意を向けていきます。つま先から順番に意識を向けて、体の状態を観察します。腹式呼吸でおこないます。

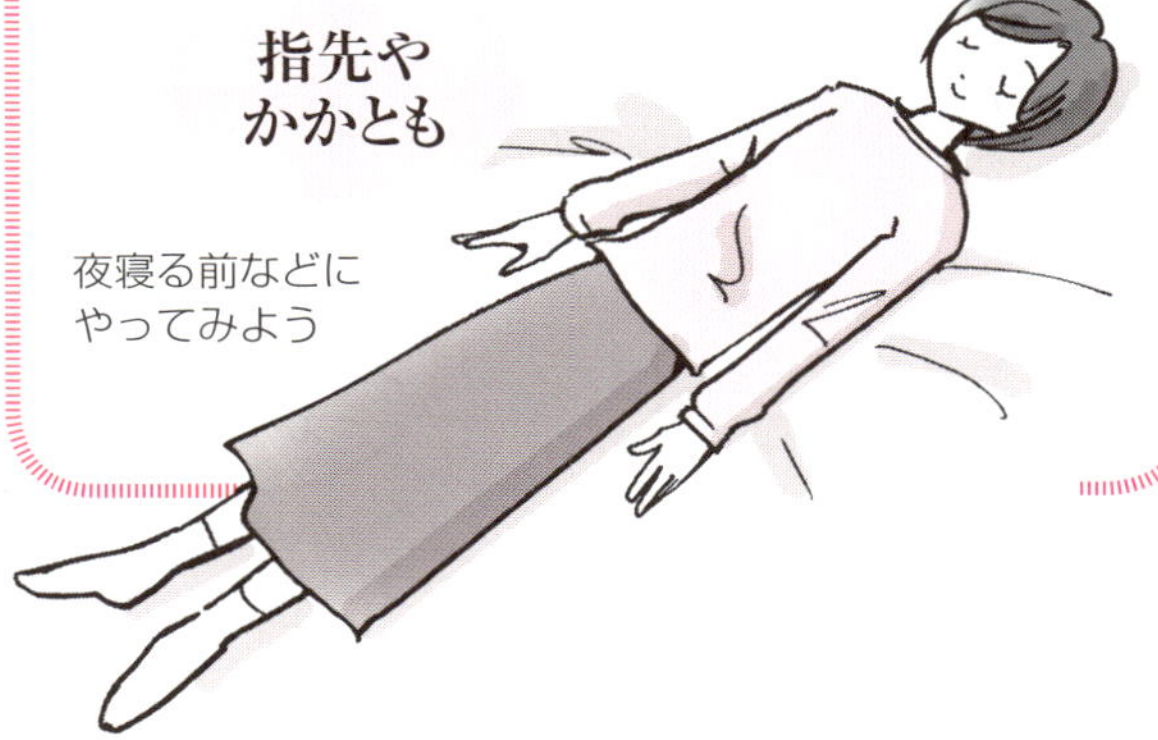
指先やかかとも
夜寝る前などにやってみよう

リラクゼーション①

心がゆるむ時間をたくさんつくって

不安や緊張は心をこわばらせ、疲れさせます。生活の中でリラックスする時間をつくって心をゆるめ、疲れをとりましょう。まずは、自分の好きなことから始めるといいでしょう。

心を不安と緊張から解放する

不安や緊張を感じたままでいると、心はりつめて疲れてしまいます。日常生活の中で、意識してリラックスする時間をつくりましょう。

マインドフルネスもリラクゼーションのひとつですが、そのほかにも、身近で気軽な方法はたくさんあります。まずは自分が好きなこと、心地よいことをおこなってみましょう。

ただし、やりすぎは禁物です。たとえば、甘いものが好きでも、食べすぎはよくありません。ストレス解消だけが目的ではなく、心と体、両方が心地よくなるのが、本当のリラクゼーションなのです。

リラクゼーションの環境や内容を見直す

リラックスのつもりが、実際には体や心の負担になっていることもしばしば。リラクゼーションの環境や内容も見直しましょう。

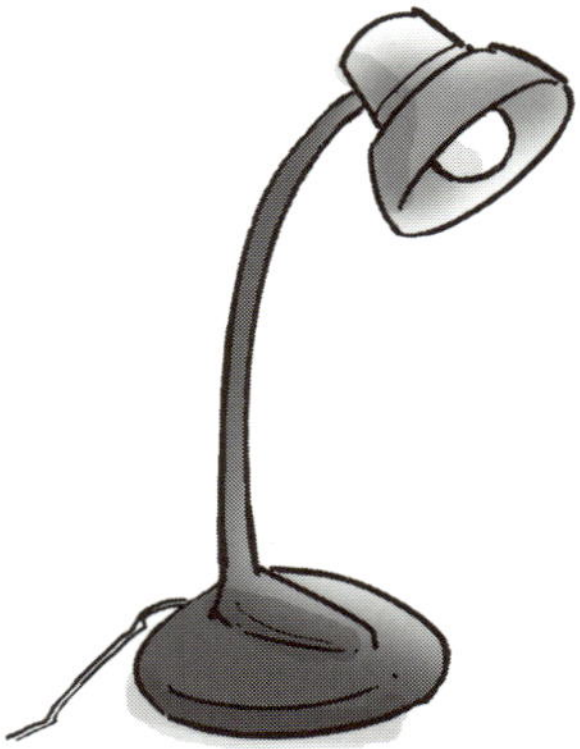

ゲームをやりすぎていないか?

スマホやテレビのゲームは、不安から逃げる手段になりやすく、依存に陥りやすいので注意が必要です。また、生活リズムが乱れる原因にもなります。

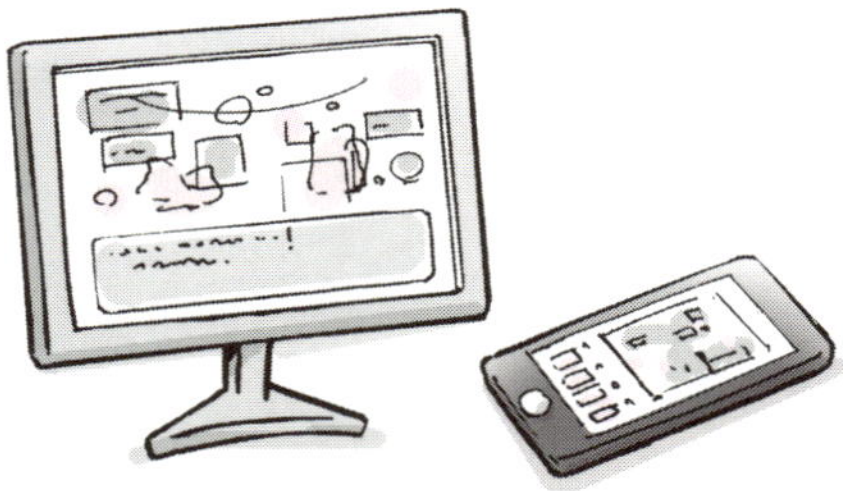

部屋の照明が明るすぎないか?

明かりは、脳を刺激する原因にもなります。蛍光灯のちらつきは人によっては不安のもとにもなりかねません。少し暗めのものや、ちらつきの少ない照明に替えてもよいでしょう。

+アルファの工夫でリラックス効果をアップ

ふだんの生活でしていることも、ちょっとした工夫でリラックス効果が高まります。

バスタイムを活用する

シャワーでは体が芯から温まりません。必ず、夜の入浴タイムにはお湯につかりましょう。血行がよくなり、疲れがほぐれます。

好みの香りの入浴剤などを使うのもよいでしょう。

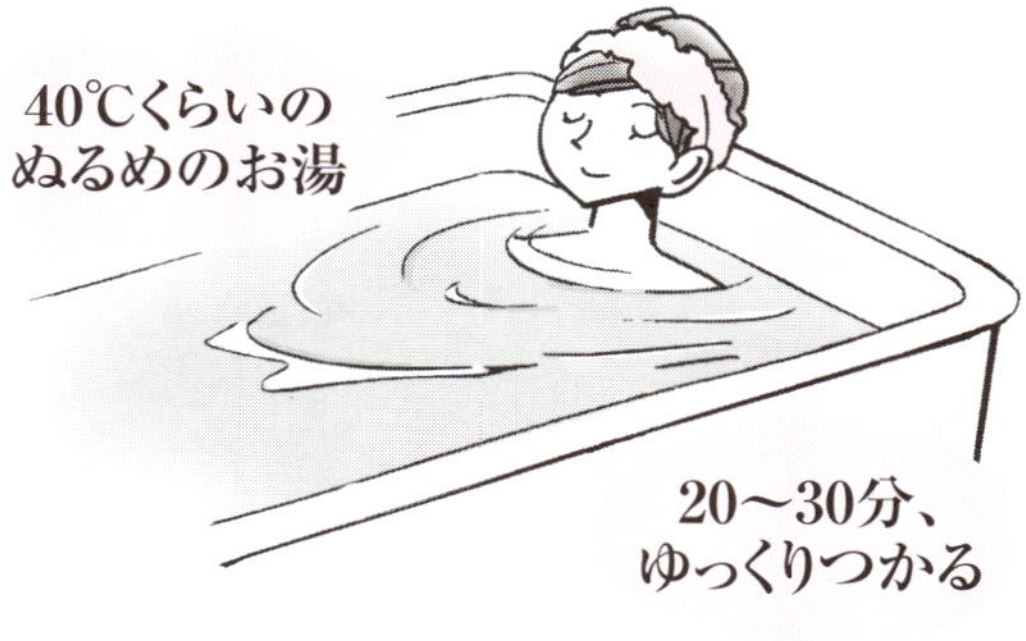
40℃くらいの
ぬるめのお湯
20～30分、
ゆっくりつかる

アロマで心地よさをプラス

アロマテラピー（香りを用いた療法）は日本ではリラクゼーションの一環ですが、ヨーロッパでは医療としてもおこなわれています。特にラベンダーの香りは脳のアルファ波を増し、緊張をゆるめる効果があるといわれています。

ハンカチにアロマオイルを数滴たらして持ち歩く方法は、男性でも取り入れやすく、おすすめ

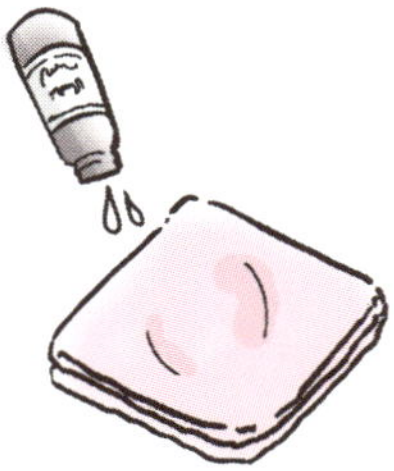

趣味の時間をしっかりつくる

音楽をゆっくり聞くなど、好きなことに没頭する時間をつくりましょう。手を使う趣味は脳にもよい影響を及ぼします。

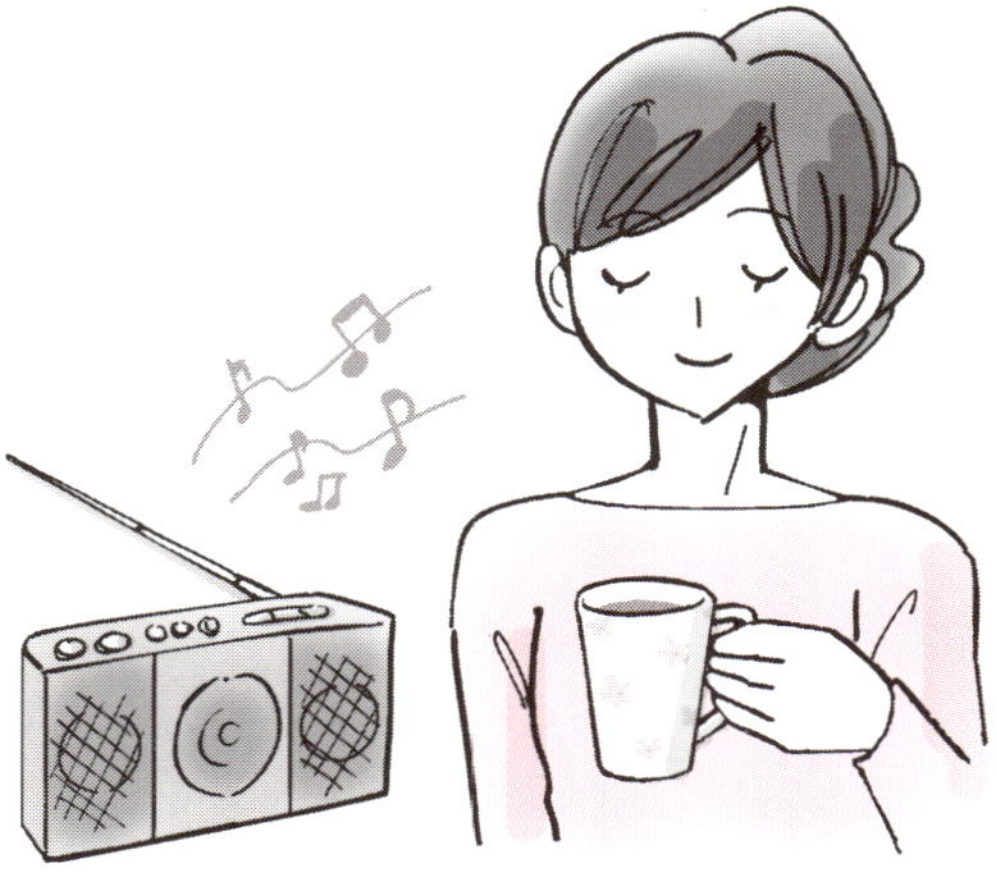

自分の好きな曲でよいので、集中してしっかり聞いて

リラクゼーション②

体の緊張をゆるめれば心も楽になる

緊張がとけることを「肩の力が抜ける」というように、心の緊張と体の緊張は密接な関係があります。これを利用して、体と心をリラックスさせる「漸進的筋弛緩法《ぜんしんてききんしかんほう》」という方法を紹介します。

漸進的筋弛緩法のやり方

体を強く緊張させ、一気に力を抜くと、心もリラックス状態になります。

STEP 1 手と腕のトレーニング

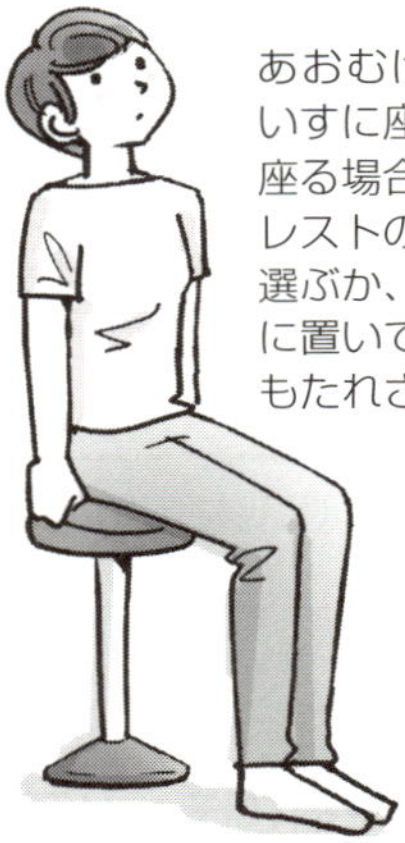

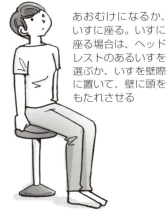

あおむけになるか、いすに座る。いすに座る場合は、ヘッドレストのあるいすを選ぶか、いすを壁際に置いて、壁に頭をもたれさせる

① 手を固く握ってゆるめる（2回）

右手に力を込めて握りしめる。そのあと一気に力を抜き、指をだらりとたらす（2回）。左手も同様におこなう

② ひじを曲げ腕全体に力を込め、ゆるめる（2回）

右ひじを曲げて腕全体に力を入れる。そして一気に力を抜いて、腕をだらりとたらす（2回）。左ひじも同様に

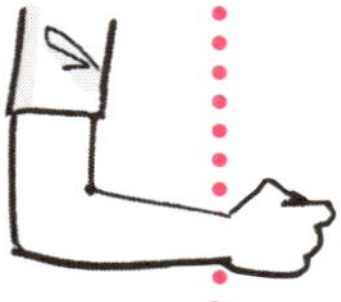

STEP 2 顔と肩のトレーニング

① 眉間にしわを寄せ、ゆるめる（2回）

眉間にしわを寄せて、額に力を込める。次に力を抜いてもとに戻す

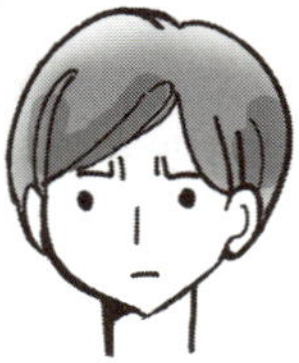

② 目をつぶってゆるめる（2回）

目をぎゅっと閉じて力を入れる。次に、目を閉じたまま力を抜く

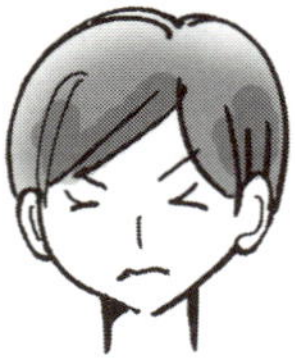

③ 歯を食いしばり、ゆるめる（2回）

歯を食いしばり、顔全体に力を込め、一気にゆるめる

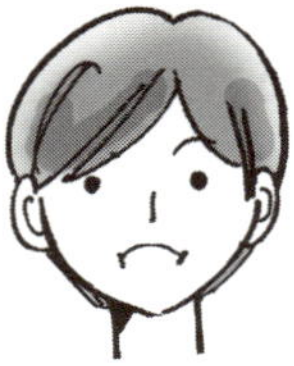

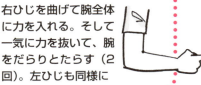

④ 首を前後に動かす（2回）

首を後ろにできるだけ曲げ、力を込める。次に首を前に曲げ、力を抜く

⑤ 肩を上下に動かす（2回）

左右の肩を上に上げて力を込め、一気に力を抜いてすとんと落とす

STEP 3 胸とおなかのトレーニング

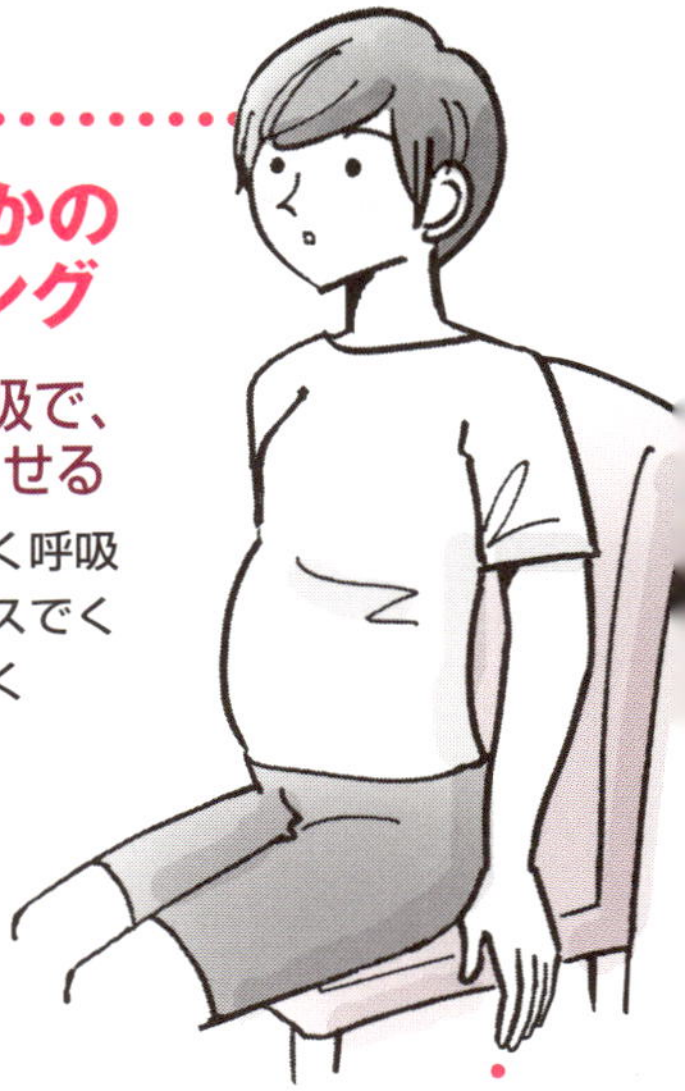

① 気持ちのよい呼吸で、胸をリラックスさせる

鼻から吸って口から吐く呼吸を心地よく感じるペースでくり返し、全身の力を抜く

② 息を吸って、胸に力を入れて止める（2回）

息を深く吸ってから、胸に力を込めて呼吸を止める。その後、息を口から吐きながら、ゆっくり力を抜く

③ 息を吸って、おなかを緊張させる（2回）

息を深く吸って、おなかを膨らませて力を込めて息を止め、息を吐きながらゆっくりへこませ、力を抜く

STEP 4 下半身のトレーニング

① 足を持ち上げ、全体に力を入れる

左右の足を持ち上げ、つま先、ふくらはぎ、お尻に力を込める

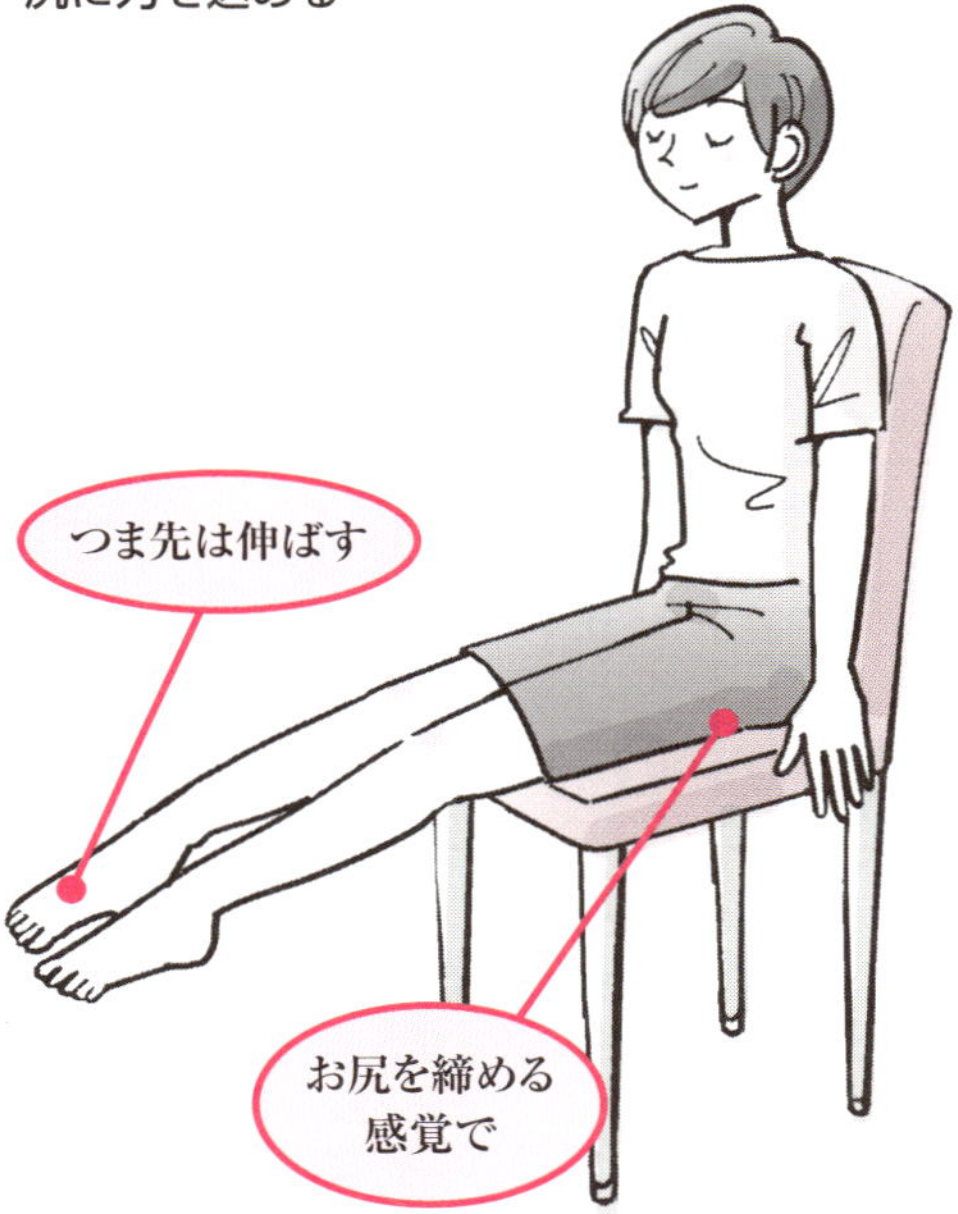

② 力を抜きながら、ゆっくり下ろす

足を下ろすとともに、力を抜く。足の裏が床に着いたら、力を抜ききってリラックスさせる。①、②を２回くり返す

体の反応を生かしたリラクゼーション

心が緊張していると、知らず知らずのうちに体にも力が入っています。そして、緊張がほぐれると、体のこわばりも解消します。

漸進的筋弛緩法は、この反応を利用したリラックス法です。体に力を込めたり抜いたりして体をリラックスした状態に導き、それとともに、心もゆるめるのです。

緊張予防にもなる

漸進的筋弛緩法には、不安感や緊張感をやわらげる効果があります。緊張しそうなときに前もっておこなうと、緊張をおさえることができます。

COLUMN

すぐにできる！

心を軽くして自分を勇気づける2つの方法

①毎日、外出前に鏡を見て笑顔の練習

自分の視線が相手を傷つけると思っている人や、顔のこわばりが気になる人に向く自己療法です。

顔がこわばっていると、他人からはこわい顔に見えるので、他人はこわがり、緊張します。お互いに表情がかたくなり、自分も緊張するという悪循環になってしまいます。

鏡に向かって笑顔をつくる練習をしましょう。口角を上げるだけでもやさしい表情になります。人に会うときにリラックスした表情がつくれるようになります。

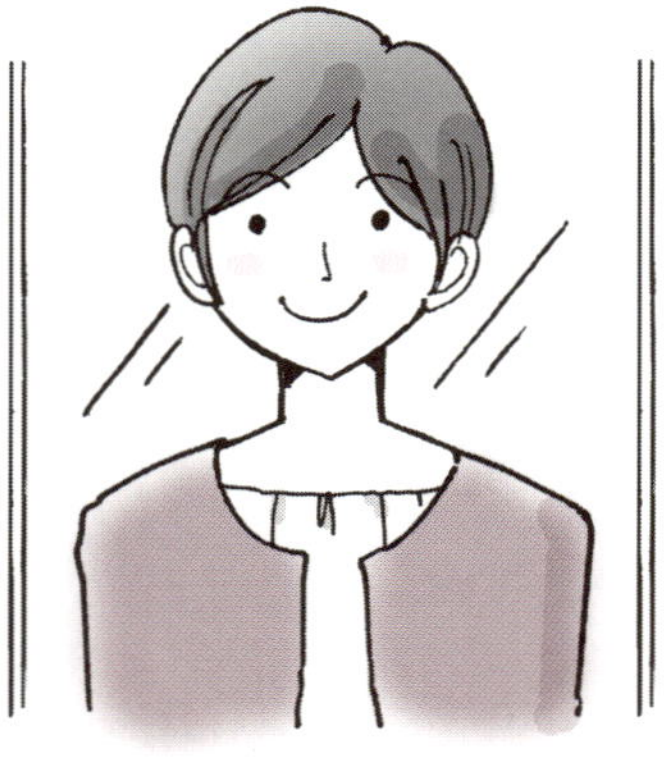

トイレに鏡を置いて、出勤前に百面相

②勇気をもらえる言葉を持ち歩く

カードや手帳に、自分を勇気づける言葉を書いておきます。不安な場面でそれを出して、声に出して読みます。やはり自己療法ですが、効果があるという人は多くいます。

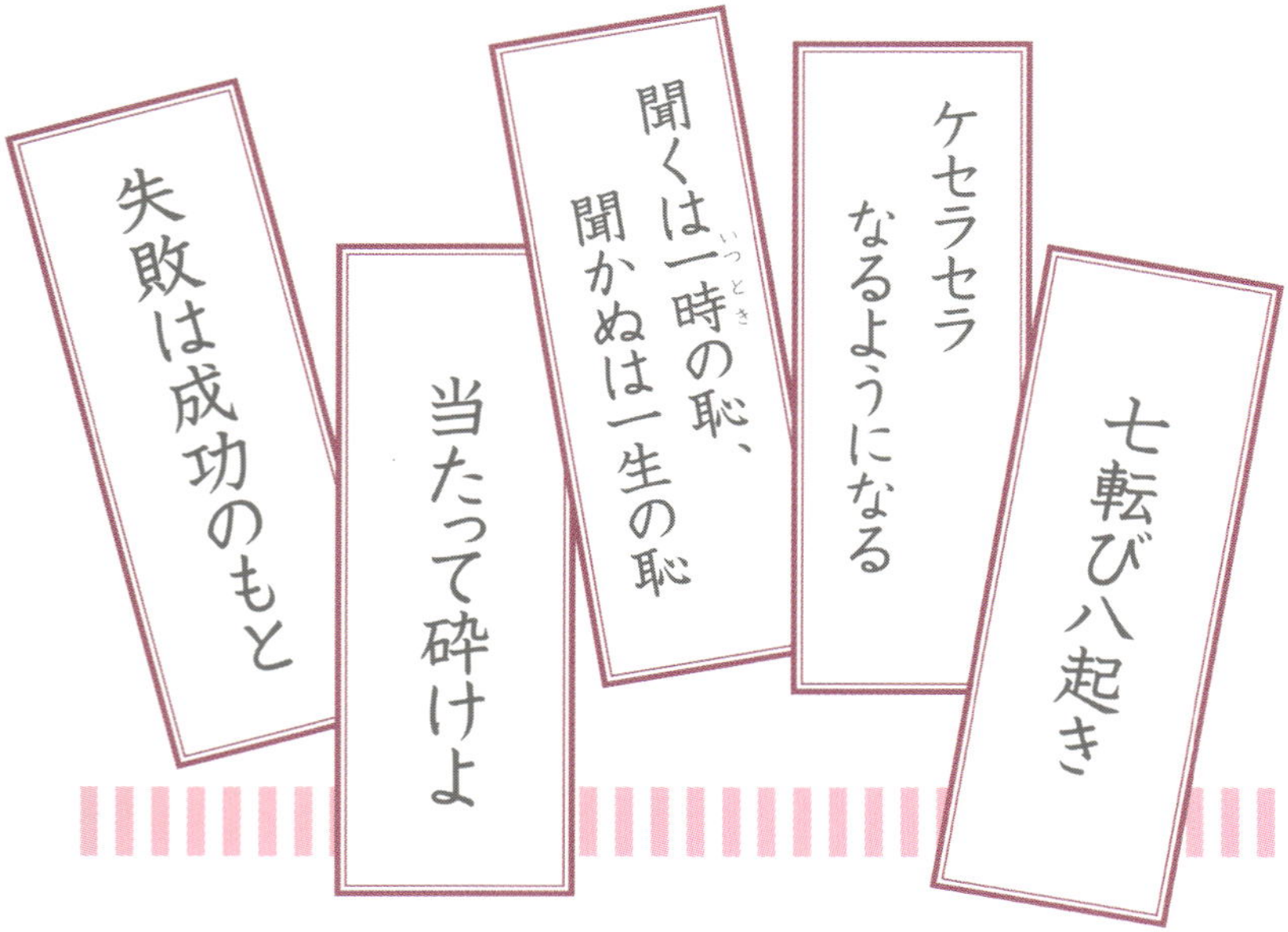
七転び八起き
ケセラセラ なるようになる
聞くは一時《いっとき》の恥、聞かぬは一生の恥
当たって砕けよ
失敗は成功のもと

■監修者プロフィール

貝谷 久宣（かいや・ひさのぶ）

1943年、名古屋市生まれ。医療法人和楽会理事長。名古屋市立大学医学部卒。ミュンヘンのマックス・プランク精神医学研究所に留学。岐阜大学医学部助教授、自衛隊中央病院神経科部長を経て、93年、なごやメンタルクリニック開院。97年、赤坂クリニック理事長となる。医学博士。パニック症、不安症群の第一人者。薬物療法のほか、認知行動療法、マインドフルネスで治療効果をあげている。ほかの病院では改善しなかったけれど、貝谷先生の治療で改善したという患者さんも多い。主な著書に『気まぐれ「うつ」病』（ちくま新書）、『マインドフルネス―基礎と実践―』（共著／日本評論社）、『対人恐怖―社会不安障害』（講談社）などがある。健康ライブラリーイラスト版でも、監修書多数。

■参考資料

貝谷久宣監修『非定型うつ病 パニック症・社交不安症』主婦の友社

田島 治監修『これって性格？それとも「社交不安障害」?』大和出版

貝谷久宣・福井 至監修『図解 やさしくわかる認知行動療法』ナツメ社

清水栄司著『自分で治す「社交不安症」』法研

貝谷久宣監修『プチうつは「そうじ」で治す！』実業之日本社

健康ライブラリー イラスト版

社《しゃ》交《こう》不《ふ》安《あん》症《しょう》がよくわかる本《ほん》

2017年4月10日 第1刷発行
2022年1月7日 第2刷発行

監修	貝谷久宣（かいや・ひさのぶ）
発行者	鈴木章一
発行所	株式会社講談社 東京都文京区音羽二丁目12-21 郵便番号 112-8001 電話番号 編集 03-5395-3560 販売 03-5395-4415 業務 03-5395-3615
印刷所	凸版印刷株式会社
製本所	株式会社若林製本工場

N.D.C. 493 98p 21cm

KODANSHA

ISBN978-4-06-259811-8

●編集協力　原かおり
　　　　　　オフィス201（新保寛子）
●カバーデザイン　松本 桂
●カバーイラスト　長谷川貴子
●本文デザイン　勝木デザイン
●本文イラスト　さとう久美　千田和幸